中公新書 2061

池田　学著

認知症

専門医が語る診断・治療・ケア

中央公論新社刊

はじめに

私が精神科医になった約二〇年前はようやく高齢化社会の問題が注目されつつありましたが、認知症の診療や研究を志す医師はまだまだ少数だったと思います。医学の教科書では稀な病気もいくつか紹介されていたものの、認知症と言えば、血管性認知症とアルツハイマー病、そして両者の混ざった混合型認知症が、ある程度専門性の高い医療機関においてなされていた診断でした。当時、認知症は「痴呆」と呼ばれていましたが、先輩たちからは「治らない、というのが痴呆の定義だ」と教えられたものです。

ところが、日本は今や五人に一人が六五歳以上という超高齢社会に突入し、認知症を積極的に診察している集団である日本老年精神医学会の会員数は二五〇〇人を超えています（そのうち医師の会員は二二〇〇人以上）。書店に並ぶ認知症の啓発書にも、レビー小体《しょうたい》型認知症や前頭側頭《ぜんとうそくとう》型認知症の名前が当然のことのように登場し、早期に発見すれば根本的に治療できる可能性のある認知症が多数存在することも明らかになってきました。

本書でも繰り返し強調しているように、認知症の原因はさまざまな脳の病気ですから、医療が必要なことは言うまでもありません。その一方で多くの認知症は長期にわたってゆっくりと進行するので、普段の生活では介護が重要な役割を果たします。理想的には、医療と介護が同時に進歩していけばいいのでしょうが、日本では一〇年ほど前に介護保険制度が始まってから、認知症に対する関わりは介護のほうに大きく比重が移ったように思います。「痴呆」から「認知症」に名称が変わり、ドネペジルというアルツハイマー病の治療薬が日常の臨床でも使えるようになった点も大きく関係していますが、さらにこの介護保険制度導入により、認知症は一般社会に身近な問題として知られるようになりました。将来の社会構造の変化を見越して、家庭における介護から社会全体による介護に転換をはかったという意味で、介護保険が始まったことはたいへん大きな出来事でした。私自身は、さまざまな課題はなお残っているにせよ、この制度は高く評価されるべきだと思います。

しかし、介護が進歩すればするほど、介護の専門家や患者さんの家族から、認知症の正確な早期診断、精神症状や行動障害の治療、身体合併症への対応を十分に行なうことができる専門的な医療への期待が高まってきました。正しい診断や病気ごとに特徴的な症状がわかっていれば、介護の質が上がることは言うまでもありません。

もちろん、認知症に苦しむ患者さん本人や家族の方にとって、現在の認知症医療のレベルが満足のいくものであるはずがありません。しかし、きちんとした医療が節目節目に関わることによって、患者さんだけでなく家族の方の生活の質も豊かになると私は信じていますし、根本的な治療方法が見つかっていない認知症が多い今だからこそ、認知症医療の果たすべき責任はたいへん大きいと思います。

例えば、認知症の前駆段階での早期診断や老年期うつ病などとの鑑別《かんべつ》診断は初期の段階では最重要課題です。最初の診断が間違っていると、ボタンを掛け違えたまま、何年間も患者さんや家族は戸惑い続けることになりますし、介護の専門家も誤った情報を基に介護のプランを立てていくことになってしまいます。またやや進行した段階では、妄《もう》想《そう》や徘徊《はいかい》といった認知症に伴う精神症状や行動障害への対応が必要になります。精神症状や行動障害にきちんと対応できないと、患者さんだけでなく介護者の生活の質までが低下し、入院や施設への入所の時期を早め、結果的に医療費や介護にかかる費用も増加してしまいます。さらに認知症が進行すると、肺炎や骨折といった身体合併症の治療が大きな負担になってきます。とくに精神症状や行動障害のある患者さんの場合、一般病院での受け入れが難しくなります。

本書では、まず第Ⅰ部で、私の診察手順を紹介しながら、認知症の正確な診断の重要性を強調したつもりです。認知症の医療について要点を知りたい方は、この第Ⅰ部だけを読んでいただいても結構です。第Ⅱ部では、原因となる病気によって、症状も経過も違うこと、そして治療やケアの方法も異なることを主要な認知症を通して感じ取っていただければと思います。主な認知症のことを詳しく知りたい方は、この第Ⅱ部から読み始めてみてください。最後の第Ⅲ部では、若年性認知症や告知、自動車の運転など、現在の認知症医療が直面している課題について触れました。認知症の社会的問題に関心のある方は、第Ⅲ部を中心に読んでいただければと思います。認知症の方が暮らしやすい社会は、一般の高齢者や子供たちにとっても優しい社会であるはずです。認知症に関わってきた一人の精神科医として個人的な意見も述べていますので、ご批判をいただければ幸いです。

　本書の内容は、これまで私が診察させていただいた患者さんやそのご家族、保健・福祉のスタッフのみなさん、そして同僚たちと試行錯誤を繰り返しながら得られた知識や経験に基づいて書かれています。この場を借りて感謝したいと思います。

認知症　目次

はじめに　i

I　根治できない病気が多いのに
なぜ早期診断が必要なのか――3

第1章　診断のプロセス　4
認知症とはどういう病気なのか　4
1　認知症に類似した状態　6
正常老化による物忘れとの違い　7　うつ病との区別　10　せん妄との鑑別　13　薬剤性のせん妄　16
2　治療可能な認知症、予防可能な認知症　18
急速に悪化する認知症　19　診断の難しい血管性認知症　24
3　根本的な治療が困難な認知症　26
頻度が高いアルツハイマー病　26　激しい変動をみせるレビー小体型認知症　29　記憶障害が目立たない前頭側頭葉変性症　30
その人にあったケアのために　33

第2章　脳と認知、脳と行動　35
情報解析を担う脳の後半部　35　海馬と扁桃体　40　強い恐怖の記憶　41　司令塔としての前頭葉　44

第3章　行動と心理の症状　46
BPSDとは何か　46　物盗られ妄想　50　夜間の徘徊　54　意欲の低下（アパシー）　57　食行動異常　60　常同行動と暴力　61

II　主な病気の診断・治療・ケア————65

第1章　血管性認知症　66
さまざまな症状　66　多様な脳血管障害　68　中山町と田尻町の調査　70　初期血管性認知症の特徴　72　いますぐにできる予防対策　74　ケアとリハビリテーション　76

第2章　アルツハイマー病　77
増加する患者数　77
アルツハイマー病になる確率を上げるもの　79

1　すべての患者さんにあらわれる症状――認知機能障害　82
記憶障害　82　見当識障害　85　構成障害、視空間認知障害　85
計算障害　86　遂行機能障害　86　言語障害、書字障害　87
2　一過性にあらわれる症状――精神症状と行動障害　88
廃用症候群を防ぐ　88　妄想　89　抑うつ　90
徘徊、興奮、不眠……　91
3　診断　92
診断と検査所見　92　神経心理検査　93　画像検査　94
4　治療とケア　95
正常と認知症の境界状態　95　認知機能障害への薬物療法　98
精神症状、行動障害への薬物療法　99　非薬物療法　101　ケアの
ポイント　102
第3章　レビー小体型認知症　106
あまり知られていない身近な病気　106　高齢者に多い　108
1　症状と診断　110
変動する症状　110　幻視　111　パーキンソン症状　112　自律神経

障害 113　レム睡眠行動障害などの睡眠障害 114　一過性の意識障害、失神 115　転びやすさ 115　妄想 116　抑うつ 116　記憶障害が軽いという特徴 117　補助診断に用いる画像検査 118

2　治療とケア 120

脳内の二つの相反する状態 120　薬物療法 121

ケアのポイント 125

第4章　前頭側頭葉変性症 129

若年性認知症の代表 129

1　症状と診断 132

病識の欠如 132　無関心、意欲の低下 133　常同行動 134　反社会的な行動、抑制のはずれた行動 135　食行動異常 136　影響されやすさ、注意散漫、集中困難 138　言葉の症状 139

2　治療とケア 140

行動障害に対する薬物療法 141　言語療法、飲み込みの訓練 142

行動障害に対する非薬物療法 143　ケアのポイント 146

Ⅲ　認知症医療のこれから――151

第1章　若年性認知症　152
急がれる実態把握　152　診断がつくまで――Aさんの場合　154
うつ病と間違えられたBさん　156　デイケア・デイサービス　159
配偶者の大きな負担　160　就労支援　161
遺伝相談と子供のケア　161　家族会の重要性　162

第2章　生物学的変化、心理的特徴、社会的背景　164
アルツハイマー病の物盗られ妄想はなぜ女性に多いのか　164　前頭側頭葉変性症の食行動異常は日本で少ないのか　166　告知　168
若年性認知症の患者さんへの告知　170　家族への説明　172　告知の後に　173　バイオ・サイコ・ソーシャルな視点　175

第3章　認知症と自動車運転　177
高齢者の自動車運転　177　Dさんの場合　179　高いリスク　180
実態・意識調査　181　運転中止をめぐる問題　185　だれが判断するのか　188　地域社会の構造　192

第4章　熊本モデル——今後の認知症医療について　194

求められる認知症医療とは何か　194　熊本県認知症疾患医療センターの構想　196　既存の資源を利用　199　どの部位よりもわかっていることが少ない脳の病気　203　高度な医療と人材育成を担う基幹型センター　205　専門性の高い医療を担う地域拠点型センター　206　信頼に基づいた連携へ　208

おわりに　213

認知症

専門医が語る診断・治療・ケア

I

根治できない病気が多いのに
なぜ早期診断が必要なのか

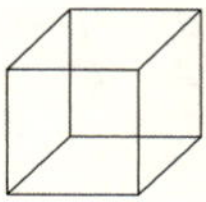

立方体を模写してもらう検査
右の図を見ながら模写をしてもらう。下はアルツハイマー病の患者さんが描いたもの。右に行くほど病気は進行している

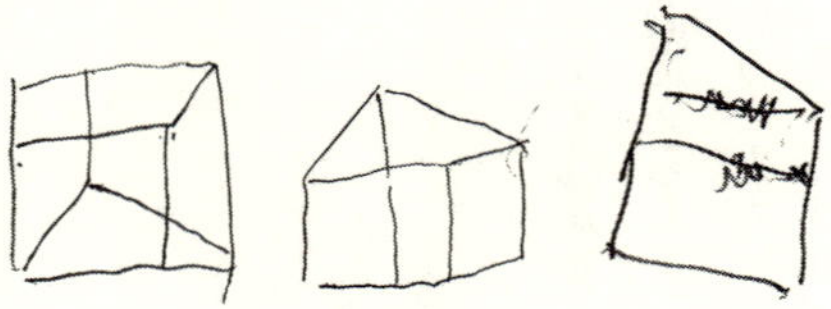

第1章　診断のプロセス

認知症とはどういう病気なのか

これから繰り返し述べていくように、認知症の大部分は、現在の医学・医療のレベルでも早期に発見できれば、さまざまな対応ができるようになってきました。まず認知症を早期に診断する上でもっとも大切なのは、認知症によく似た、認知症と間違えられやすい病気が多数存在していること、そして認知症は一つの病気ではないということを知っておくことです。認知症とは「一度成熟した知的機能が、なんらかの脳の障害によって広汎に継続的に低下した状態」と定義されますが、この定義よりも、記憶力が衰えてついさっきのことが想い出せなくなるといった症状のほうが読者のみなさんにはよく知られているものかもしれません。しかしこのような記憶の症状の一つを考えてみても、高齢者の方では、正常老化やうつ病による物忘れなど、認知症によく似た状態がしばしばみられます。つまり認知症以外の原因によっても、物忘れをはじめとする認知症に象徴的な症状が引き起こされることがあるということです。

認知症ではないかと来院される方の中でも、実際はうつ病であったり、今は心配する必要のない加齢に伴う物忘れであったりすることが多々あります。後に詳しく述べますが、高齢者がうつ病になっても、気分の落ち込みといったうつ病特有の症状はあまり目立たず、一方で物忘れを深刻に訴える方の中には、夜中に眠れないことが続いて、日中の集中力が低下していたという背景をもつ患者さんもいます。テレビや新聞などでは毎日のように認知症について報じられていますから、自分は認知症ではないかと来院される健康な方も少なくありません。患者さんが本当に認知症であるのか、そうではなくて別の病気が隠れているのか——診断の第一歩は、認知症に類似した状態の可能性を丁寧に取り除いていくことから始まります。

そして、認知症と類似した状態が一つ一つ否定され、患者さんが認知症であるとわかった場合、ここから第二段階、つまりその症状の原因を見極めていくことになります。

冒頭に述べたように、認知症の原因は一つではありませんので、患者さんの訴えは似ていたとしても、認知症を引き起こす原因はさまざまに考えられます。認知症を引き起こすそれぞれの病気に対する治療やケアの方法は日々進歩し、早期に発見できれば根本的な治療ができる可能性のある病気も増えてきていますので、その原因を正確に知ることが何よりも大切なことだと言えます。

認知症なのか認知症によく似た別の病気が隠れているのか、認知症であるとすれば原因となっている病気は何なのか。最初の段階で診断を間違えてしまうと、何年もの間、患者さんは誤った治療やケアを受け続けることになってしまいます。認知症であったとしても、原因となる病気によって治療や介護の方法も変わってくるのです。

それではここから、認知症を疑われる高齢者の方が外来に来られた時に、私が進めていく診察の実際の様子を紹介しながら、認知症診断のプロセスと早期診断の重要性を説明してみたいと思います。

1　認知症に類似した状態

認知症を疑われて診察や相談に訪れた高齢者の診療においてまず必要なステップは、その方が本当に認知症なのかどうかを見極めることです。つまり、認知症と認知症類似の状態を見分ける必要があるのです。

とくに、ごく初期の認知症は、正常老化やうつ病による物忘れとの鑑別など専門的な診察を必要とする場合もしばしばあるので、ぜひこの時期にこそ専門医の受診をお勧めします。認知症の専門外来に、かかりつけ医からの紹介状を持って受診される患者さんでさえ、二〇％くらいは真の認知症ではなく、これらの認知症類似の状態なのです。

医療の発達した現代日本においては、「あなたは初期の胃がんですよ」と診断されるより、「あなたは初期のアルツハイマー病ですよ」と説明されるほうが、本人や家族にとって、はるかに深刻なことではないでしょうか。したがって、認知症と認知症に類似した状態との鑑別は、丁寧過ぎるくらい慎重に行なうべきだと考えます。

正常老化による物忘れとの違い

認知症の患者さんは記憶力の低下などに関する深刻な自覚（病識《びょうしき》）が薄れてくるという特徴があります（表1）。したがって、一人で相談に来たり受診したりすることはま

表1　認知症と正常老化による物忘れとの違い

認知症		正常老化による物忘れ
病気により生じる	原因	加齢により生じる
低　下	自覚（病識）	あ　り
出来事自体を忘れる	記憶障害	とっさに想い出せない
営むのが困難	社会生活	支障がない
伴うことが多い	精神症状や行動障害	な　し

ずありません。ほとんどが、家族などの介護者に伴われての受診となります。通常は、患者さん本人と介護者との間に受診の動機や記憶障害に対する深刻さにズレがあるので、両者から別々に話を聞いて確認することになります。

私の場合は、まず患者さん本人に「今日はどういうことで大学病院を受診されましたか」「健康面で何か不安なことがありますか」といった質問をします。私は精神科医ですからもちろん精神科の外来で診察をしているのですが、ほとんどの患者さんは「腰が痛いので診てもらいたいです」と言って背中を見せようとしたり、「最近目がかすんで困ります。メガネを調節してください」と言ったりします。正直な方は、「この嫁が勝手に連れてきました。私は何も聞いていません。どこも悪くないのに……」と不機嫌に答えることもあります。付き添いの家族は、一所懸命「違います。違います」と患者さんの背後から手を振ってこちらに合図を送ろうとします。これが、認知症の方の最初の診察風景です。ここまで確認できたら、私の中では九五％以上の確率で認知症と考えて診察を進めます。

一方、正常老化による物忘れの方は、みずから物忘れを心配して一人で病院にも来られますし、こちらから尋ねなくても「若い頃に比べて、物忘れがひどくなりました。アルツハイマー病かもしれません。ＭＲＩで脳の萎縮《いしゅく》を調べてください」などと訴えます。すなわち、老化による微妙な物忘れですら十分自覚している点が、病識が薄れ始めている初期の認知症とはまったく異なります。

また、認知症（とくにアルツハイマー病）の記憶障害の特徴は、出来事そのものを忘れてしまうことです。例えば、数日前に出席した孫の結婚式そのものを忘れて、繰り返し結婚式の日取りを尋ねたり、引き出物を見せても式に出席していたことをなかなか納得しなかったりします。一方、正常老化による物忘れの場合、その内容は、とっさに人名や日付けが想い出せないといったものです。ゆっくり時間をかければ想い出せるし、ヒントを出せばただちに答えることができます。

そして認知症においては、このような記憶障害などの認知機能低下によって、仕事や家庭での生活に支障をきたすことになります。また第Ｉ部第３章で詳しく述べるように、認知機能の障害だけでなく、妄想や徘徊などさまざまな精神症状や行動障害を伴っていることも特徴です。

人間の記憶力は、高校生をピークにして衰えていきますが、それをすぎても、私たちは普段の経験でカバーしながら、十分に豊かな生活を送ることができます。ところが、認知症の患者さんの物忘れは、加齢とともに記憶が衰えていくということの延長上にはありません。自覚の有無、出来事自体の記憶が失われているかどうか、という二つの点を確かめていくことで、医療が関わる必要のある認知症なのか、正常老化によるものなのかの区別がつきます。これには難しい検査も機械も必要ありません。丁寧に話を聞いていくことでわかってきます。

うつ病との区別

うつ病はすべての年齢層で出現する非常に頻度の高い精神疾患です。私たちが生きていく中で二割くらいの人が、一度はなんらかの支援を必要とする抑うつ状態になるとする研究もあります。その中でも、初老期から老年期にかけては、うつ病が多発する年代です。通常、うつ病は感情の病といわれるように気分の落ち込みが目立ちます。しかし、

表2　認知症とうつ病との違い

認知症		うつ病
記憶や知的能力の低下	初期症状	抑うつ状態
症状を軽く言ったり、否認したりする	症状の訴え方	記憶力低下や身体の不調を繰り返し訴える
持続的に低下 日常生活にしばしば介助を必要とする	知的能力	訴えるほど知的能力の低下はない 自分で身辺整理が可能
な　し	抑うつ状態の既往	しばしばあり
しばしば脳萎縮が認められる	頭部ＣＴ	著しい異常が認められない

老年期のうつ病の場合、悲哀感などの気分の障害が目立たず、不眠や肩こり、全身倦怠《けんたい》などの身体の不調を訴える場合がしばしばあります。また前述のように、睡眠障害などにより注意力や集中力が低下し、物忘れを自覚する人もいます。日常生活での物忘れという点では、老年期のうつ病の症状は認知症の初期によく似ているので、うつ病の患者さんが何年間もアルツハイマー病と誤診され、認知症の治療を受け続けていることもあります。

認知症とうつ病との区別においても、物忘れに対する自覚の有無がポイントになります（表2）。うつ病の患者さんは、「物忘れで仕事上のミスが続き、同僚にたいへん迷惑をかけています。もう、辞表を出そうと思います」などと、周囲が感じるよりもむしろ大げさに自分の物忘れを訴えること

図1　原因疾患別に示した抑うつの頻度（病初期）

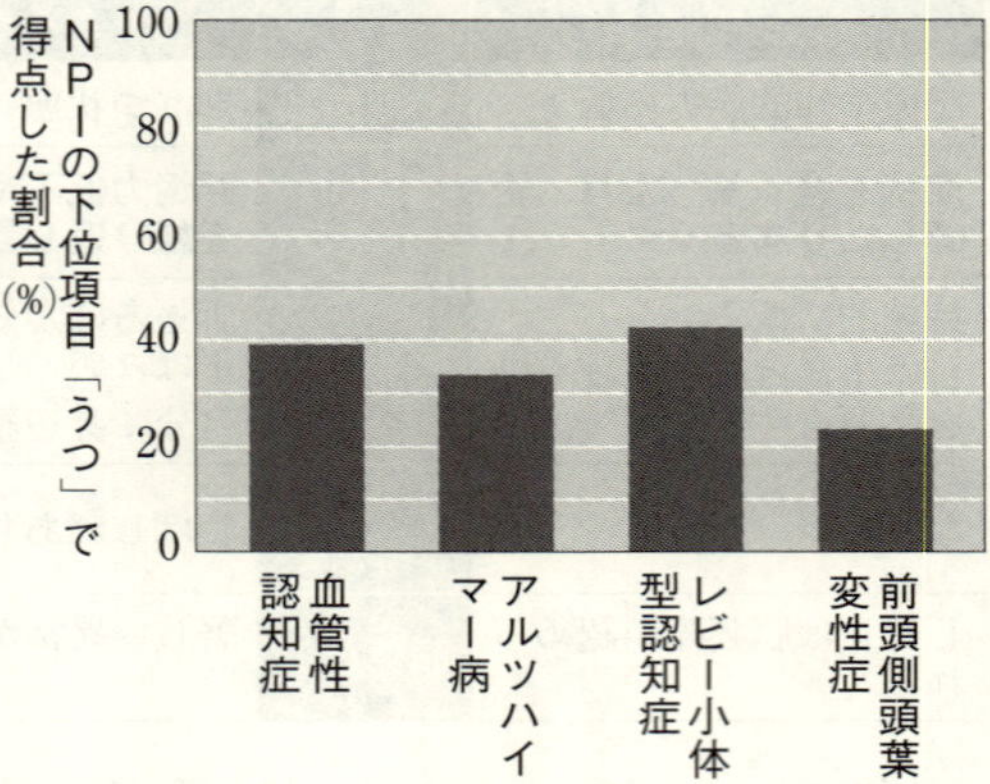

が多いのです。病識が薄れ、自分から物忘れを訴えることが少ない認知症とは大きな違いがあります。

　また、うつ病は周期的に繰り返す病気ですから、若い頃に抑うつ状態や躁《そう》状態の既往《きおう》が認められることがしばしばあります。治療を受けたことはなくても、「気分が落ち込んで、二週間ほど出勤できなかった」といったエピソードがかなり以前から出現しています。さらに、うつ病による物忘れの場合は比較的最近始まっていることが多く、抑うつが改善するとともに物忘れも改善することが多いので、この点でも認知症でみられる進行性の物忘れとは異なります。その時点で、認知症とうつ病の鑑別が難しい場合でも、半年間経過を観察すれば、認知症ならば物忘れが悪化していきます。

しかし、初期の認知症には、しばしば抑うつ状態が合併するので、単純にうつ病と認知症のどちらかであると診断できない難しい場合もあります。図1は熊本大学医学部附属病院の認知症専門外来を受診した、病初期の認知症の患者さんにみられた抑うつ状態の割合を示しています。さまざまな認知症に抑うつ状態が合併していることがわかります。このような場合は、まずうつ病の治療を行ない、精神面が安定してから認知症に対する治療を開始することもあります。図中、NPIとは、主たる介護者に対する聞き取りにより、患者さんに起こっている、抑うつ、妄想、興奮などさまざまな精神症状や行動障害の頻度と重症度を評価するための尺度のことです。

せん妄との鑑別

せん妄とは、注意散漫や幻覚、興奮、不安などが急に起こり、これらの症状が時間帯によって出現したり消失したりを繰り返すもので、軽い意識レベルの低下（意識障害）によって起こります。例えば、肺炎で入院中の高齢者が、日中はウトウトしていて、夜中に突然興奮して点滴を自分ではずし、「急がないと仕事に遅れる」と外出しようとしたりする場合が、このせん妄状態にあてはまります。翌朝、本人に夜中の出来事を尋ねてもほとんど覚えていません。このようなまとまりのない行動やさまざまな精神症状、記憶障害などを示すため、認知症との区別が難しいこともしばしばあります。

高齢者では環境の変化、昼夜の逆転傾向、電解質異常（血中のナトリウムやカリウムのバランスの乱れ）や肺炎、薬（表3）などによって、せん妄が起こりやすくなっています。病院に入院したりグループホームに入所したり、環境が変わっただけでも起こりますが、せん妄の原因として昼夜逆転傾向が考えられる場合は、デイサービスを利用し日中は明るいデイルームで声かけを頻繁にするなど環境調整をして、昼夜のリズムを確立し直すことが重要です。

基礎疾患がある場合は、まず基礎疾患の治療を優先します。身体に何か病気をもつ高齢者の場合、大きな手術をして麻酔から覚めた後など、せん妄は必発すると言ってもいいでしょう。抗不安薬、抗うつ薬、利尿剤などによる薬が原因のせん妄は、次に述べるように主治医の指示通りに薬が飲めていなかったり、同じ作用のある薬が複数の医療機関から処方されていたりする場合が多いので、服薬状況や飲んでいる薬の内容をチェックする必要があります。

せん妄はさまざまな原因によって認知症でなくても起こります。表4は、私が専門外来を手伝っている精神科病院のデータです。専門外来をはじめて受診した、症状が激しい五〇人の患者さんのうち、実に一九人にせん妄がみられ、せん妄を治療したら認知症ではなかった方が六人も含まれていました。しかし脳梗塞《のうこうそく》（脳の血管が詰まる）やアルツハイマー病変を脳にもつ患者さんは、一般の高齢者に比べてそれだけ脳が外部の環境

表３　薬剤性せん妄の原因

神経系作用薬	• 抗パーキンソン薬、抗コリン薬 • 抗不安薬（精神安定剤・睡眠薬） • 抗うつ薬
循環器用薬	• ジギタリス、βブロッカー、利尿剤
消化器用薬	• H_2ブロッカー
ホルモン剤	• ステロイド

表４　専門外来連続50症例におけるせん妄

せん妄例：19/50（38%）	せん妄のみ　：6/19 せん妄＋認知症：13/19	
主たる要因 複数項目に該当するケースがある	昼夜逆転	8
	薬剤による誘発	4
	服薬が遵守されなかったため	4
	アルコール	2
	身体疾患	1
	不　明	1

や体内の急激な変化に対応しにくくなっています。せん妄は、このような脳に脆弱性のある認知症にはとくに合併しやすいので、慎重に診断する必要があります。

例えば認知症において、夕方から夜間にかけて行動がまとまらず、不安や興奮、徘徊や不穏《ふおん》（落ち着きがなくなること）が顕著になる夕暮れ症候群の背景の一つとしても、せん妄の関与が考えられます。

薬剤性のせん妄

外来で患者さんを診ている時に常に気をつけておかねばならないものが、薬によって認知症のような症状が出てしまうケースです。そのまま油断をしていると本当に認知症になってしまうこともあります。

私のような精神科医、神経内科の医師が使う薬には、そのリスクが高い薬があります。一つの例として、パーキンソン病に対する治療薬があげられます。パーキンソン病は身体に震えが出て動きが悪くなってくる神経の病気で、その治療薬は種類も豊富ですが、高齢者の方が必要量以上の薬を飲むと、せん妄が引き起こされることがしばしばあります。

また抗不安薬、いわゆる精神安定剤や睡眠薬はせん妄状態のみならず、転倒を引き起こす可能性が高い薬です。六五歳を超えると、夜中に一、二回トイレに起きる人が多くなりますが、リラックスできるように筋弛緩《きんしかん》作用が含まれている睡眠薬により、トイレの行き帰りには足に力が入らずふらついて転び、大腿骨頭《だいたいこっとう》を骨折してしまったり、頭を打って、後述する慢性硬膜下血腫《まんせいこうまくかけっしゅ》などを引き起こしてしまうことがあります。

神経の薬だけがあぶないかというと、そうではありません。βブロッカーなど高血圧に対する薬やフロセミド（商品名はラシックス）といった利尿剤にもリスクはあります。例えば、腎臓で尿が生成されにくくなると、体内に水分がたまり、全身がむくんできますし、血圧も上がってきます。このような状態を治療するために、尿の量を増やす利尿剤が処方されます。これは生命にかかわる大切な処置ですが、場合によってはせん妄を作り出してしまうことになります。それからH_2ブロッカーという薬局でも売っている一般的な胃薬についても同様の事情があてはまります。

では、これらのせん妄はどうすれば防げるでしょうか。

実は、かかりつけ医と患者さんがよく話し合って、薬の内容を十分確認した後、きちんと指示通りに薬を飲んでいれば、せん妄はまず起こりません。たいてい起こるのは、複数の医療機関から似たような薬が出て、それを知らずに飲んだ場合です。

患者さんが大学病院に来られた時、私がまず行なうのはいままでどういった治療を受け、どういった薬を飲んでいるかを調べることです。いま、高齢者の方は多くの病院に通い、一つの病院であったとしても複数の診療科にかかっているのが普通です。大学病院でも二つ、三つの診療科をハシゴして帰られる方がたくさんいます。この時にお互いの医師がどんな薬を出しているかを知らないと、とても危険です。

例えばかかりつけ医が患者さんの体重などを考慮して、これが安全で一番効果があると思われる睡眠薬を処方していたとします。そして大学病院でも「眠れなくて仕方ない」と聞けば、私はよかれと思って最低限の睡眠薬を出すでしょう。しかしそうすると、二倍の量を患者さんは飲むことになってしまいます。このように考えてみると、普段から、かならず紹介状をもって医療機関を受診する指導をあらゆる職種の方がする、患者さんも心がける、ということが大切であるように思います。

2　治療可能な認知症、予防可能な認知症

急速に悪化する認知症

診察に訪れた方の症状が、認知症に類似した状態ではなく真の認知症によるものと診断できた場合、次のステップは、認知症の原因となった病気を見つけること、そしてその病気に必要な個別の治療やケアを実施することです。認知症の原因となる病気は多岐にわたります。

大きく分類すると、

・現在の医療でも十分に根本的な治療ができる可能性のある認知症
・進行してしまうと回復は困難であるが十分に発症予防や進行予防が可能な、脳血管障害の後遺症としての血管性認知症
・根本的な治療が困難な、脳の神経細胞がゆっくりと壊れていく神経変性疾患《へんせいしっかん》による認知症

以上の三グループにわけることができます。

まず完全に治療できる可能性のある認知症の存在を検討します。このグループの認知

表5　認知症の原因疾患

治療の可能な疾患	• 慢性硬膜下血腫、正常圧水頭症、脳腫瘍などの外科的疾患 • 甲状腺機能低下症などの内分泌疾患、ビタミン欠乏症などの代謝性疾患 • 脳炎、髄膜炎などの炎症性疾患 • 廃用症候群（他の認知症に合併することが多いので注意が必要）
予防が重要な疾患	• 多発性ラクナ梗塞、脳出血、ビンスワンガー病などの脳血管障害
根本的な治療が困難な疾患	• アルツハイマー病、レビー小体型認知症、前頭側頭葉変性症などの変性性疾患

症は全体の十数%ですが、**表5**のように原因となる病気の種類は多くあります。一般的には、発症後できるだけ早く、半年以内には治療を開始することが重要ですので、認知症を疑った場合は、まずこのグループの可能性を検討しなければなりません。治る認知症の場合は、早期発見が大原則です。逆に言えば、一、二年気付かないでいると、せっかく治る認知症だったのに治らないということになってしまいます。

例えば、頭部を打撲した後に一、二ヶ月してから認知症の症状が出現してくることの多い慢性硬膜下血腫は、早期に発見できれば脳外科での比較的簡単な血腫を取り除く手術で治すことができます。慢性硬膜下血腫は脳を覆っている硬膜（36、37ページ、**中段右②**）と脳の間の細い血管が些細な頭の外傷をきっかけに破れ、生じた出血が徐々に大きな血のかたまりになり、図2左の矢印の部分のように、脳を圧迫するようになって歩行障害や認知症の症状を引き起こします。最近転倒したことがあるかどうかをチェックすることも重要ですが、はっきりした転倒のエピソードを把握できないことも多いので、図3のように比較的急速に進行する認知症の症状がみられた場合には常にこの病気を念頭に置いておくことが重要です。アルツハイマー病の場合は、どんなに早く受診したとしても、多くは半年以上かけてゆっくりと物忘れが進行していきますし、血管性認知症の場合も、多くは数年かけて階段状に悪化していきますので、一、二ヶ月の間の急速な悪化という経過が慢性硬膜下血腫の診断のポイントになります。

また、慢性硬膜下血腫はしばしばアルツハイマー病などの他の認知症にも合併します。例えば、軽度の物忘れを呈《てい》していた図2左の九〇代の女性は受診の一ヶ月前から、急速な記憶障害の悪化、歩行障害の他、デイサービスでは昼食を手づかみで食べようとするなど行動の異常もみられるようになり、異変に気付いたケアマネージャーが専門外来を受診させました。受診二ヶ月半前に自宅で転倒していたことが明らかになったため、緊急でCTを撮影したところ慢性硬膜下血腫であることがわかりました。ただちに、脳神

図２　慢性硬膜下血腫患者のCT画像

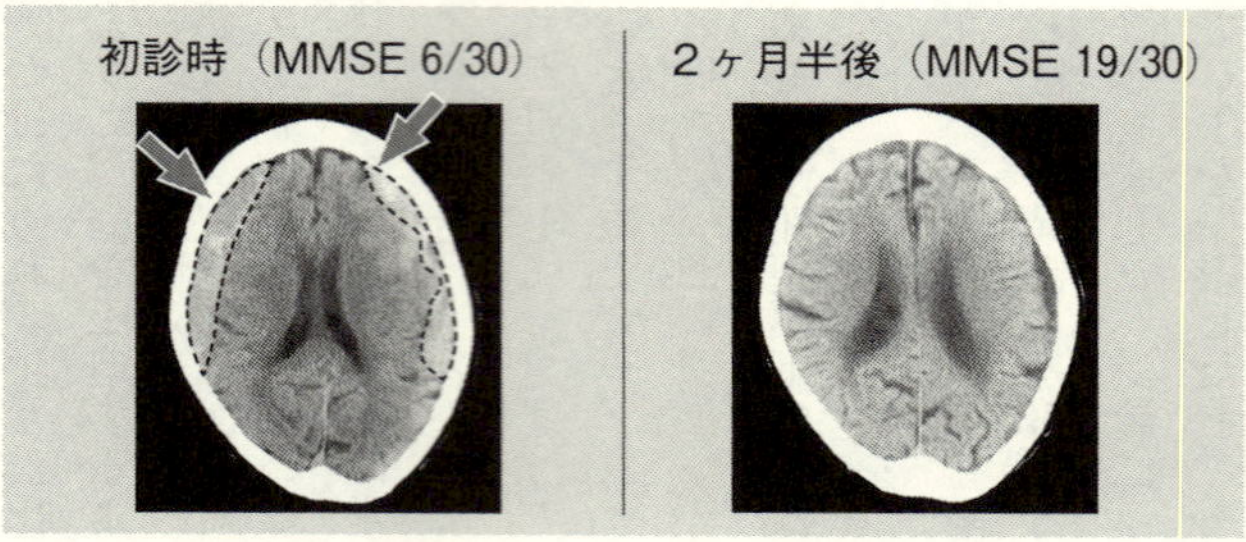

MMSEについては93ページを参照

図３　原因疾患別の経過

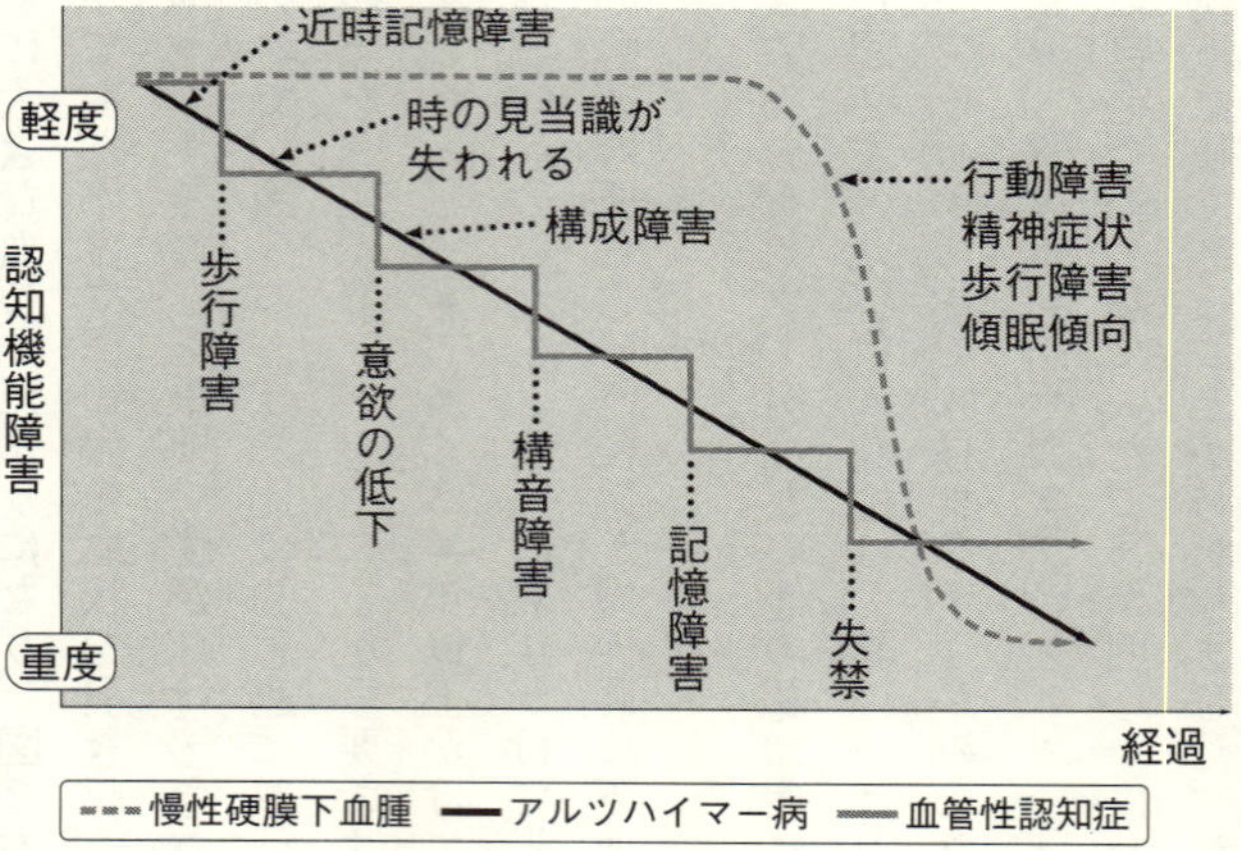

経外科病院を紹介し緊急入院後、その日の午後には血腫の除去術が施行され、一〇日後には退院しました。最初の診察から二ヶ月半後に再び来院しましたが、軽度の記憶障害を認めるのみで、歩行は正常に戻り日常生活も自立し、転倒前の状態に回復していました。再検査したCTでは、血腫はみられなくなっていましたが（図2右）、側脳室下《そくのうしつか》角《かく》の開大が認められ（記憶の中枢《ちゅうすう》である海馬《かいば》が萎縮すると、この部分が開いてきます）、潜在性にアルツハイマー病が進行していたところに慢性硬膜下血腫が合併したことが判明しました。

　記憶障害などの認知機能障害、失禁、歩行の障害が半年から一年の間に出現してきた場合は、脳室などに大量の髄液《ずいえき》がたまる正常圧水頭症《せいじょうあつすいとうしょう》という病気が疑われます。正常圧水頭症も脳外科手術により治癒ないし改善が期待できます。認知機能の改善は十分でなくても、失禁と歩行障害が治癒すれば、患者さんの生活の質（Quality of Life：QOL）は著しく改善します。これらは、CTやMRIといった画像検査で診断が可能です。

　内分泌《ないぶんぴつ》疾患としては、甲状腺《こうじょうせん》ホルモンが不足し記憶障害や注意力、集中力低下が目立ってくる甲状腺機能低下症など、代謝性《たいしゃせい》疾患としてはビタミンB_1、ビタミンB_{12}欠乏症や葉酸《ようさん》欠乏症などが認知症の原因となります。これらは血液検査により診断が可能です。

また、活動性の低下によって認知機能、精神機能、そして身体機能が低下する廃用症《はいよう》候群（59ページ、図14参照）は単独でも出現しますが、しばしば認知症にも合併し、認知機能や日常生活活動（Activities of Daily Living：ADL）の低下を増悪《ぞうあく》させます。後で詳しく述べるように、廃用症候群は初期ならば比較的容易に改善が見込まれ、デイサービスやデイケアといった通所サービスの集中的な利用により治療は可能です。

診断の難しい血管性認知症

緊急の対応が必要なことも多い根本的治療の可能性がある認知症が除外できれば、じっくりと認知症を引き起こす可能性のあるその他の病気を検討することになります。早期に発見できれば予防が可能な認知症としては、血管性認知症（66ページからを参照）があります。日本人を含むアジア人の場合、小さな脳梗塞が脳の奥深くに多発し、脳梗塞が起こるたびに症状が悪化し、しだいに認知症が出現する小血管性《しょうけつかんせい》の脳血管障害後遺症によるものが多いといわれています。したがって、動脈硬化の危険因子である高血圧、糖尿病、脂質異常症（高脂血症）などを早期に発見し内科的な管理を徹底することで二回目、三回目の脳梗塞を防ぎ、認知症の発症や進行を抑制することができるのです。血管性認知症の症状は、脳梗塞や脳出血（脳の血管が破れる）の起こった場所や大きさ、数によって異なり、多様です。したがって、もっとも診断の難しい認知症であると思われます。

ただし、小さな脳梗塞が脳の奥に多発したことによる認知症の場合は、神経回路のつながりが悪くなって前頭葉の血流が低下し引き起こされる、意欲の低下という共通の症状もあります。一般に、アルツハイマー病などと比較して妄想や徘徊などの激しい精神症状や行動障害が少ないため、相談や受診が遅れたりケアが後回しになったりしがちですが、意欲の低下に対して積極的に介入《かいにゅう》し、廃用症候群を予防することが重要なポイントです。明らかな麻痺《まひ》や失語《しつご》（言葉の障害）などが認められない場合は、患者さんが好む活動はすべて治療的効果があります。すなわち、回想法、音楽療法、漢字ドリル、何でもその患者さんが前向きに取り組むことのできる方法で活動性を上げるリハビリテーションプログラムが有用です。

3　根本的な治療が困難な認知症

頻度が高いアルツハイマー病

これまで治療法のない認知症に分類されていた神経変性疾患による認知症も、さまざまな症状に対して、十分に対症《たいしよう》療法的なアプローチが可能になりつつあります。

アルツハイマー病（77ページからを参照）は、血管性認知症と並んでもっとも頻度の高い認知症です。したがって、急いで対応する必要のある、根本的治療の可能性がある認知症を除外できれば、まずアルツハイマー病と血管性認知症の可能性を考えながら、診察を進めます。アルツハイマー病はいつとはなしに発症しゆっくりと進行するので（緩徐《かんじょ》進行性）、介護者から十分な情報を得ることができれば、階段状に進行することが多く、初期には記憶障害が目立たない血管性認知症と区別することができます（図3）。

側頭葉内側部《そくとうようないそくぶ》の海馬（36、37ページ、中段左⑤）という記憶中枢から障害されることが多いため（図4の点線部分）、病初期から認められる症状は、最近（数分から数日の間に）体験したことを想い出せない、新しい情報を学習できないという近時記憶の障害です。記憶力の低下は、ほとんどの認知症でみられる症状ですが、とくにアルツハイマー病では、病気の全経過を通じて主要な症状です。発症後四、五年も経つと過去何年にもわたる記憶である遠隔《えんかく》記憶の障害が目立つようになり、さらに進行すると、女性の患者さんであれば結婚前の旧姓で呼ばないと反応しないほど、若い頃の記憶までが障害されるようになります。

図4　アルツハイマー病の脳萎縮の中心部位

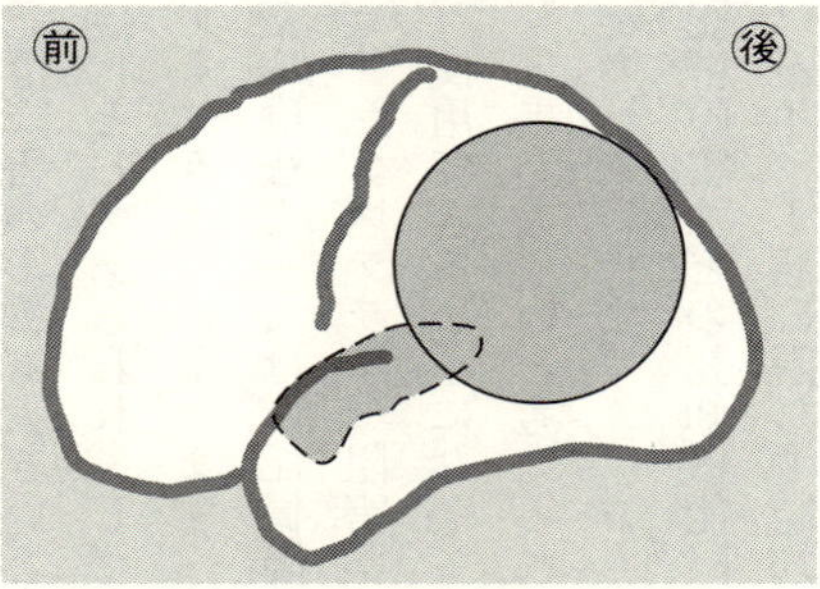

病気が進むにつれて点線から実線へと拡がる。図は脳を左横から見た様子

日時や場所、周囲の状況や人物などを正しく認識する能力を見当識《けんとうしき》といいます。アルツハイマー病の初期には季節や時間など時の見当識のみが障害されますが、認知機能の低下とともに今いる所がどこかといった場所の見当識が障害され、さらに進行すると夫を父親と、妻を母親と間違うといった人物の見当識も障害されるようになります。アルツハイマー病変が頭頂葉《とうちょうよう》（図4の実線部分）に進行していくと視空間《しくうかん》認知機能の低下が出現してきます。視空間認知の障害は、比較的病初期で

は記憶障害の影響も大きいと考えられる、新規の場所や馴染みの少ない場所で迷うという症状としてあらわれ、しだいに馴染みの場所でも迷うようになり、進行に伴って家の中でも迷うようになります。

薬物療法としては、記憶障害などの認知機能障害に対して進行を遅らせることのできるコリンエステラーゼ阻害《そがい》薬（現時点で、日本ではドネペジルのみ。商品名はアリセプト）が、使用できるようになっています。認知機能障害が軽い段階に治療が開始できれば、より効果が大きいと考えられているので、アルツハイマー病に関しても早期診断の重要性が増しています。

記憶障害などの認知機能障害は、従来から中核症状と呼ばれてきましたが、一方、アルツハイマー病に限らず認知症の精神症状や行動障害は、患者さん本人を苦しめるだけでなく介護者の介護負担を増大させ、入院や入所の時期を早める直接的な原因となる点で重要です。これらは、環境や身体症状、本人の性格傾向などのさまざまな要因が影響することにより出現してくる症状として、従来から周辺症状、随伴《ずいはん》症状あるいは漠然と問題行動などと呼ばれてきましたが、最近ではＢＰＳＤ（Behavioral and Psychological Symptoms of Dementia：認知症に伴う行動および心理症状）として改めて注目を集めるようになってきています。第I部第3章で詳しく述べるように、BPSDに対しては、個々の症状の発症メカニズムを十分に理解し、家族教育と環境調節、非薬物療法、薬物療法の順番に検討し、必要に応じてこれらを併用することも重要です。つまり、短絡的に薬物療法を否定し事故につながるような激しいBPSDを非薬物療法的にケアすることにこだわれば、家族だけでなくプロのケアスタッフといえども燃えつきてしまう恐れがあります。一方、安易に薬物療法に頼ろうとする態度にも大いに問題があることは言うまでもありません。

激しい変動をみせるレビー小体型認知症

アルツハイマー病に次いで頻度の高い変性性の認知症が、レビー小体型認知症（106ページからを参照）です。しかし一〇年ほど前までは、専門医ですらほとんど、この病気をアルツハイマー病と診断していたぐらいで、発症・進行は緩徐であり、認知機能障害もアルツハイマー病に似ています。もっとも大きく異なる点は、認知機能障害が著しく変動することです。状態のよい時は認知症の存在を疑うほどしっかりしていますが、悪い時にはその場では認知症の有無の判定すら困難となります。認知機能は、一日のうち

（日内）でも、あるいは日間でも変動します。すなわち、短期的にはよくなったり悪くなったり揺れ動きながら、長期的にはゆっくりと進行（悪化）していきます。

また、鮮明で生々しい幻視《げんし》（人、小動物、虫、水の流れ、白い砂など存在しないものが見える）、ゴミ箱が人の首に見えるといった錯視《さくし》、夫を父と間違うといった誤認《ごにん》妄想が病初期からみられるのが特徴です。身体の動きが鈍くなるパーキンソン症候を伴うこともしばしばあります。睡眠障害などの自律《じりつ》神経の障害も目立ちます。例えば夢をみている時間帯（レム睡眠時）に激しく体が動いたり、大きな寝言を発したりすることに家族が気付いていることもよくあります。抗精神病薬だけでなく、多くの薬に対して過敏性があるので、他の認知症以上に薬物療法は慎重に行なわなければなりません。非薬物療法は、患者さんの認知機能の変動に合わせて実施することが重要です。すなわち、状態のよい時には高度な内容のリハビリテーションや歩行訓練も行なうことができますが、状態の悪い時には転倒に注意して傍《かたわ》らで見守る程度の介入しかできません。ケアに関しては、他の認知症に比べて転倒する可能性が高いことを十分知っておく必要があります。

記憶障害が目立たない前頭側頭葉変性症

図5　前頭側頭葉変性症の脳萎縮の中心部位

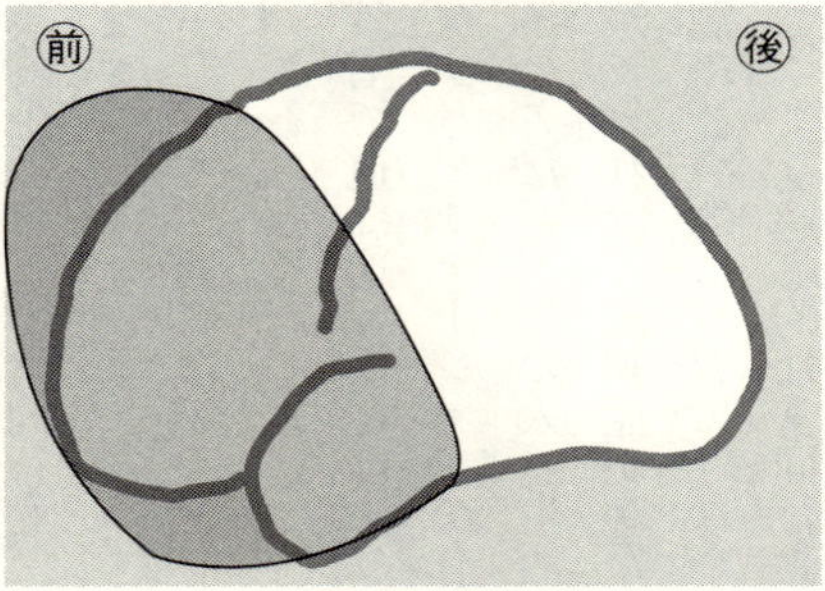

アルツハイマー病、血管性認知症、レビー小体型認知症と合わせて、四大認知症と呼ぶことがありますが、ピック病を中心とする脳の前方部の機能のみが低下する前頭側頭葉変性症（図5、129ページからを参照）の多くは初老期、すなわち六四歳以下に発症します。アルツハイマー病やレビー小体型認知症と同じように、発症・進行は緩徐ですが、これらの認知症とは障害される脳の場所がまったく異なるので症状も違います。この認知症は、精神症状や行動障害が前景に立つ前頭側頭型認知症と初期には失語症状が目立つ意味性認知症・進行性非流暢性失語の三つに分類されます。

店頭に並んだ駄菓子を堂々と万引きする、診察中に鼻歌を歌う、関心がなくなると診察室やデイサービスから勝手に出て行く（立ち去り行動）などの脱抑制的行為（社会的行動の障害）、一日中数キロの同じコースを歩き続ける常同的周遊《じょうどうてきしゅうゆう》、何を聞いても自分の名前や生年月日など同じ語句を答える滞続《たいぞく》言語、絶えず膝《ひざ》を手で擦《す》り続けたり手をパチパチと叩いたりするような反復行動、時刻表的生活などの常同行動、過食《かしょく》や嗜好《しこう》の変化などの食行動異常などが病初期からみられます。

一方、病初期にはアルツハイマー病の中核症状である記憶障害や視空間認知障害は目立つことはなく、したがって、一日に数キロの同じコースを歩き続けるといっても、この段階で道に迷うことはありません。また、保たれている記憶や視空間認知機能を利用したリハビリテーションが有効です。決まった曜日のデイサービスでの入浴や毎日通うデイケアなど、その人の生活環境に適した日課を病初期から時刻表的生活に組み込むことができれば、認知症がかなり進行するまで在宅介護が可能になる場合もあります。脱抑制や社会的に許容できない常同行動に対しても、短期の入院や入所によって環境を変えて、より適応的な常同行動を再構築することにより、在宅介護やグループホームでの生活が可能になることもあります。進行期には自発性の低下が前景に立つので、活動性を上げるケアが中心になります。常同行動や食行動異常に対しては、薬物療法としてうつ病や強迫性《きょうはく》障害の治療薬であるＳＳＲＩ（選択的セロトニン再取り込み阻害薬）の有効性も報告されています。

その人にあったケアのために

最後のステップでは、これらの病気別の特徴や認知症の重症度、身体合併症などを把握した上で、介護力、サービスの整備度、地域の受容度を考え合わせて、個別の包括的なリハビリテーションプログラムとケアプランを検討することになります。

このようなケアプランは、患者さん本人の意思を反映したものでなくてはならないことは言うまでもありません。しかし、認知症の進行に伴い患者さんの意思や判断をくみ取ることが困難になってくることも事実です。したがって、患者さんの発病までの生きかたや働きかけに対する表情の変化などから、患者さんが求めているであろうケアの在り方を周囲の人々がイメージする能力をもつことが求められます。例えば故郷の自然を愛し長年農業に従事してきた独《ひと》り暮らしの方がアルツハイマー病になり、グループホームへの入所を検討する段階になった時、家族の家の近所にある都市部のホームがその方にとってよいのか、家族の訪問は毎日期待できなくても、畑仕事もできる故郷の町のホームがよいのか、慎重に考えてみる必要があると思います。さらに多くの認知症は、これまで述べてきたように慢性、進行性の経過をたどるので、縦断的なケアの視点と病期に合わせた細やかな治療・ケア戦略が必要となります。ここでは、医療や介護の多職種の連携《れんけい》が不可欠です。

認知症の診療においては、早期発見と正しい診断がすべての基礎であり、それに基づく正しい治療や包括的ケアが求められる時代になってきたといえるでしょう。症状に共通点も多いアルツハイマー病とレビー小体型認知症を初期からきちんと鑑別できていれば、その後の転倒のリスクもどの程度か予測が可能になり、介護者が転倒の防止に配分すべきエネルギーも自然に決まってきます。ケアの原則も、正しい診断を基盤に、環境の変化によるせん妄、廃用症候群のようにすべての認知症に共通して出現する可能性のある症状と、原因となる病気固有の症状を把握し、適切な対処法を選択することが重要です。とくに後者について、病気に関する正しい知識をもっていなければ、個別的でしかも科学的なケアの実施は難しくなります。

第2章　脳と認知、脳と行動

情報解析を担う脳の後半部

認知症の症状は大きく「認知機能障害」と「精神症状、行動障害」に分けられます（図6）。記憶障害や失語、遂行《すいこう》機能障害（段取りの悪さ）などの認知機能障害は、認知症の脳病変そのものから生じてくる症状とされ、認知症の中核症状と呼ばれてきました。認知機能障害は病気の経過を通して常に存在し、徐々に進行していく症状であり、すべての患者さんに起こります。一方、妄想や興奮、徘徊などの精神症状、行動障害は、周辺症状と呼ばれ、かならずしもすべての患者さんにみられるわけではなく、多くは一過性に起こります。

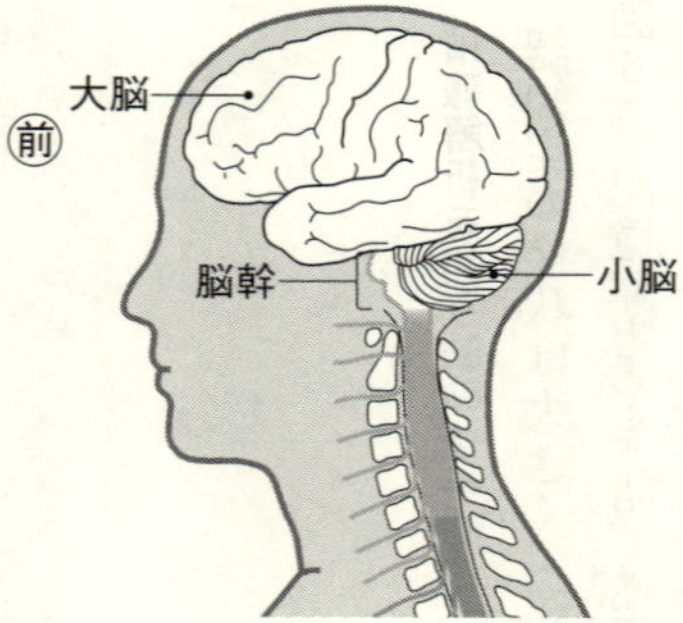

①外側からみた脳

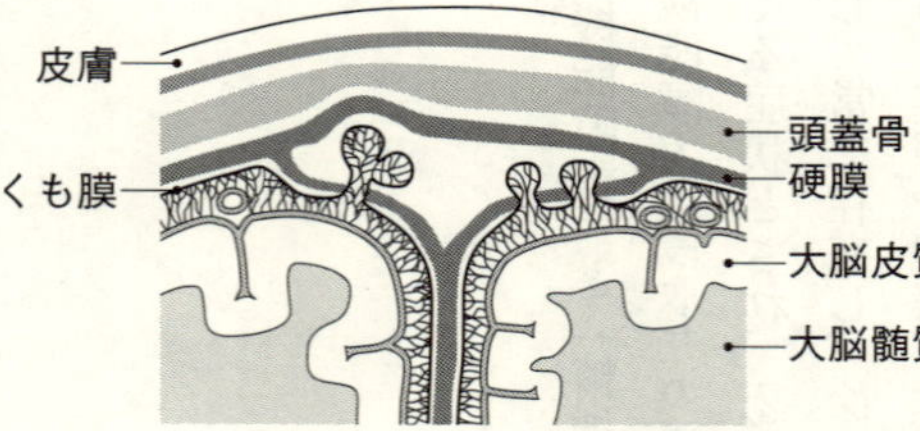

②脳の周囲を詳しくみた図

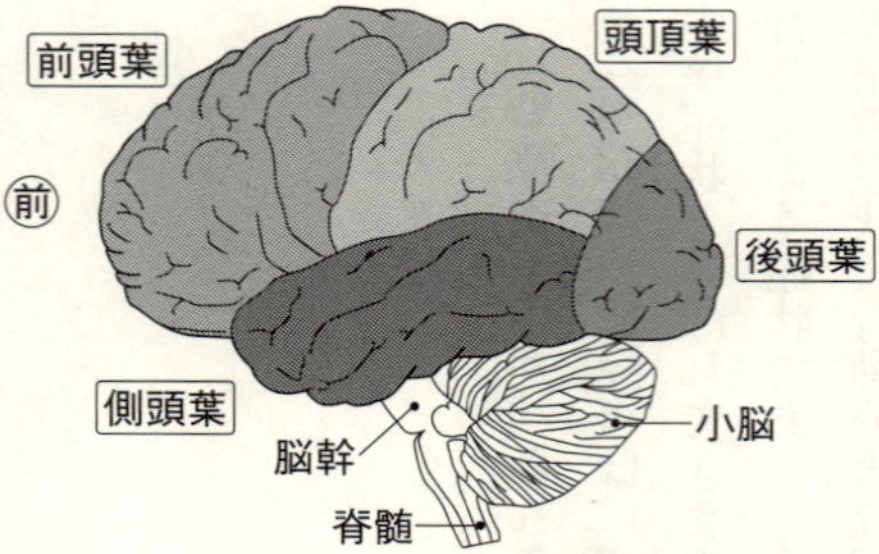

③大脳皮質の大まかな区分

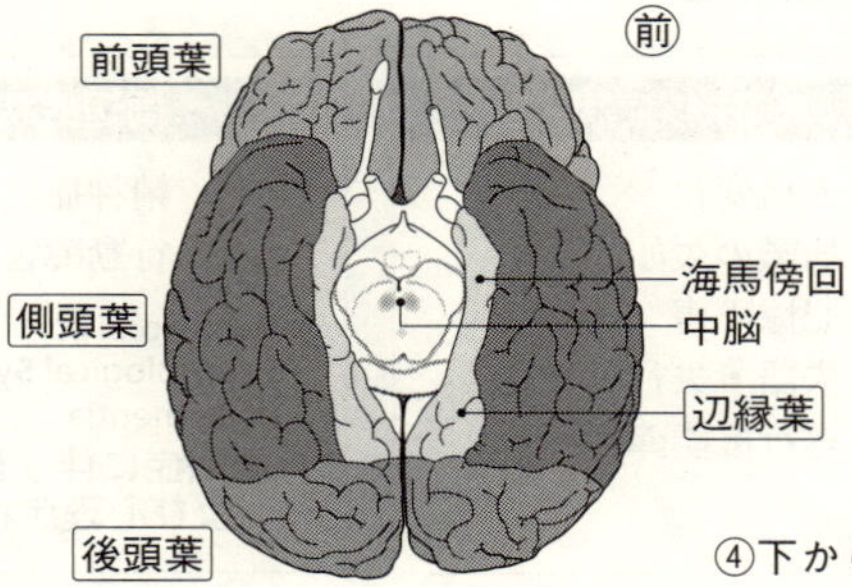

④下からみた脳

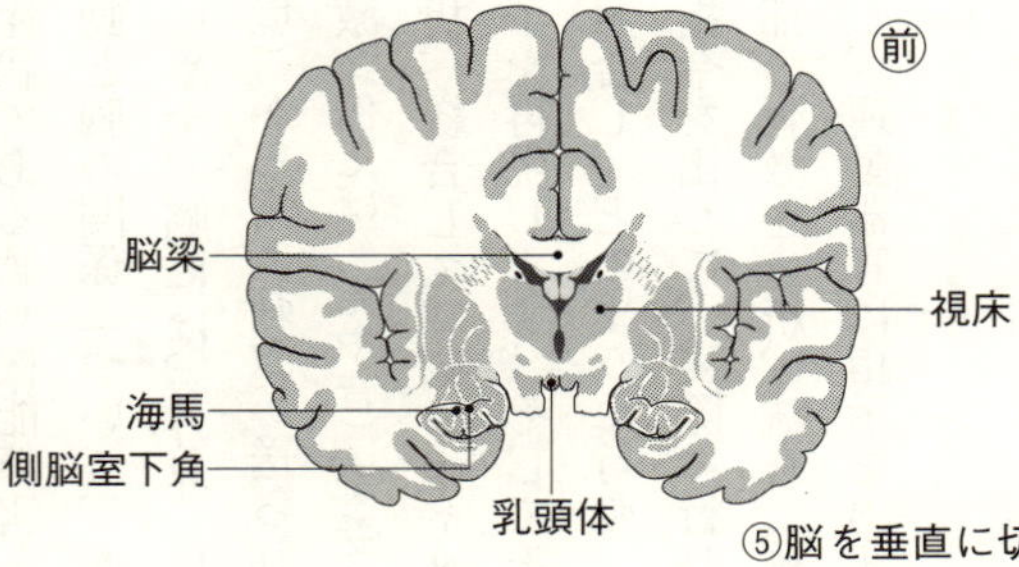

⑤脳を垂直に切った図

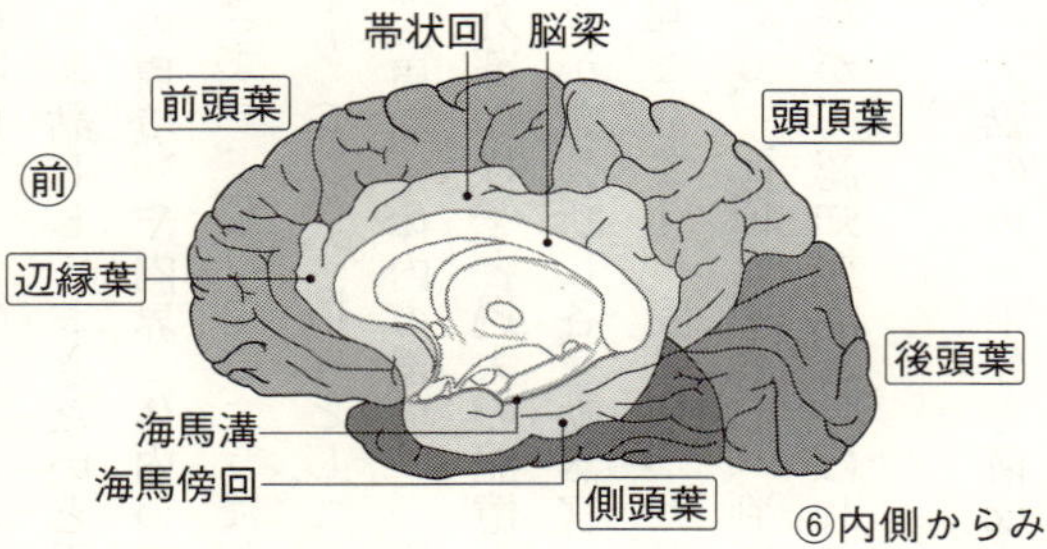

⑥内側からみた脳

図6　認知症の症状

中核症状	周辺症状
人格変化 病識の欠如 記憶障害 失語・失行・失認 遂行機能障害	精神症状 行動障害 ＝**B**ehavioral and **P**sychological **S**ymptoms of **D**ementia ＝認知症に伴う行動および心理症状

ここでは認知症の名前の由来にもなっている、主要な症状である認知機能障害と脳の関係、またさまざまな行動と脳の関係について、簡単にお話ししておきたいと思います。脳には、外界（周囲の環境）や内界（体内の環境）から常に刺激が送られてきます。脳はこのような刺激（例えば、光や音）を受け取り（知覚）、情報として分析、統合して、脳の中で外部（周囲や体内の環境）の様子を再現します。そしてその外部の様子と過去の記憶を照合し、どのように行動すべきかを判断し各運動器官に指令を出して、実際に行動を起こします。受け取った外部の刺激を分析、統合（処理）し、記憶と照合し、判断し、運動器官に指示を出す過程が、認知機能と呼ばれています。

きわめて大ざっぱに言えば、大脳の後ろ半分を構成する側頭葉、頭頂葉、後頭葉（36、37ページ、下段③⑥）

は、情報を処理する役割を担当しています。例えば、目の網膜《もうまく》から入った視覚刺激は、後頭葉にある一次視覚野と隣接する視覚連合野で情報処理され、外部の世界が脳内で再構築されていくのです。このあたりの機能が低下すると、レビー小体型認知症でみられるような視覚認知障害（図7のような重なりあった図形が区別できない）、そしてこのような視覚認知障害と関連した錯視（ゴミ箱が人の首に見える）や幻視（何もないところに遊んでいる子供が見える）などが出現したり、脳梗塞後遺症でみられる相貌失認（親しい人や有名人の顔を見ても誰かわからない）が起こることがあります。すなわち、目で見た情報の解析が脳の中で上手く行なえずに起こってくる症状と考えられます。

　したがって、脳の後ろ半分が障害されると、失語（とくに言葉が

図7　錯綜図

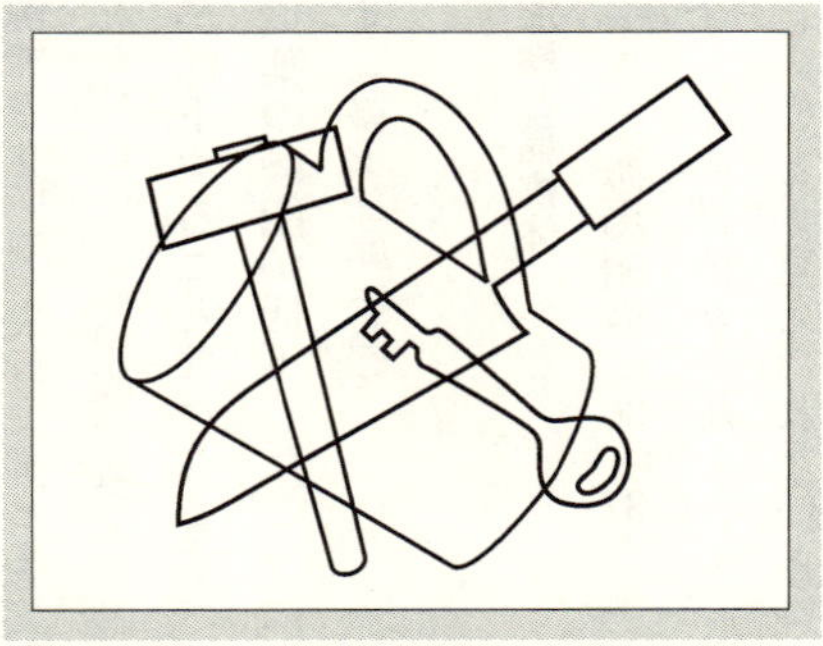

出典：標準高次視知覚検査、日本高次脳機能障害学会編、2003

上のような図を提示して、「この図の中には何と何の絵が描いてありますか？」と問うと、視覚認知障害の目立つレビー小体型認知症の患者さんでは、記憶障害がごく軽度の段階から成績が低下してくる

理解できない)、失行(まとまった動作や身振りができない、物が使えない)、失認(物の形がわからない、人の顔をみても誰かわからない)といった、日常生活に必要な基本的な機能が低下することになります。アルツハイマー病で比較的初期からみられる構成障害は、頭頂葉の機能が低下したことにより、例えば立方体の模写ができなくなるといった症状です(第I部扉参照)。

海馬と扁桃体

一方、海馬領域(36、37ページ、中段左⑤)すなわち側頭葉の内側部は、記憶の中枢です。この部位が萎縮したり、ここに脳梗塞が起こると、最近の出来事が想い出せない、新しいことが覚えられないという記憶障害が起こってきます。しかし、図からもわかるように海馬というのは、幅二、三センチの小さな構造物です。ここに貯えられている記憶は、せいぜい過去二、三年くらい前までの出来事で、それより古い記憶は大きな大脳皮質に貯蔵されていると考えられています。扁桃体《へんとうたい》という感情を調節する中枢も、海馬の前面を覆うように存在しています。扁桃体と海馬は相互に密接な連絡をもっており、大脳辺縁系《へんえんけい》(辺縁葉《へんえんよう》)と呼ばれる記憶や情動を担うシステムの一員です。われわれが日々経験している出来事の中で、とくに情動を揺さぶられたエピソードをよく覚えているのは、扁桃体が海馬に貯蔵される記憶に情動のラベルのようなものをくっつけてその記憶の重要性に重み付けをしているのではないかと考えられています。

強い恐怖の記憶

阪神大震災当時、私は震源から西へ約五〇キロメートル離れたところで認知症の診療と研究に従事していましたが、数分ないし数時間前の出来事すら想い出すことのできないアルツハイマー病の患者さんが、自分自身の地震に関する恐ろしい体験をありありと述べることができることに気が付きました。そこで、神戸を中心とした地域に住むアルツハイマー病の患者さんで、信頼できる家族ないし介護者がいて、震度四以上の揺れを自宅で体験し、なおかつ地震以降にＭＲＩ検査を受けた方に、地震発生の約二ヶ月後、非常に強い情動的な体験と考えられる阪神大震災に関する記憶と、震災よりは情動喚起の度合いが低いと考えられるＭＲＩ検査（この検査は、狭いトンネルのような装置に入って大きな音を聞きながら二〇分くらいじっとしていなくてはならないので、時には一過性のパニックないし不安に関連した反応を引き起こすことが知られています）の記憶とを調べさせ

図８　認知症の重症度と、阪神大震災およびMRI検査に関する記憶の関係

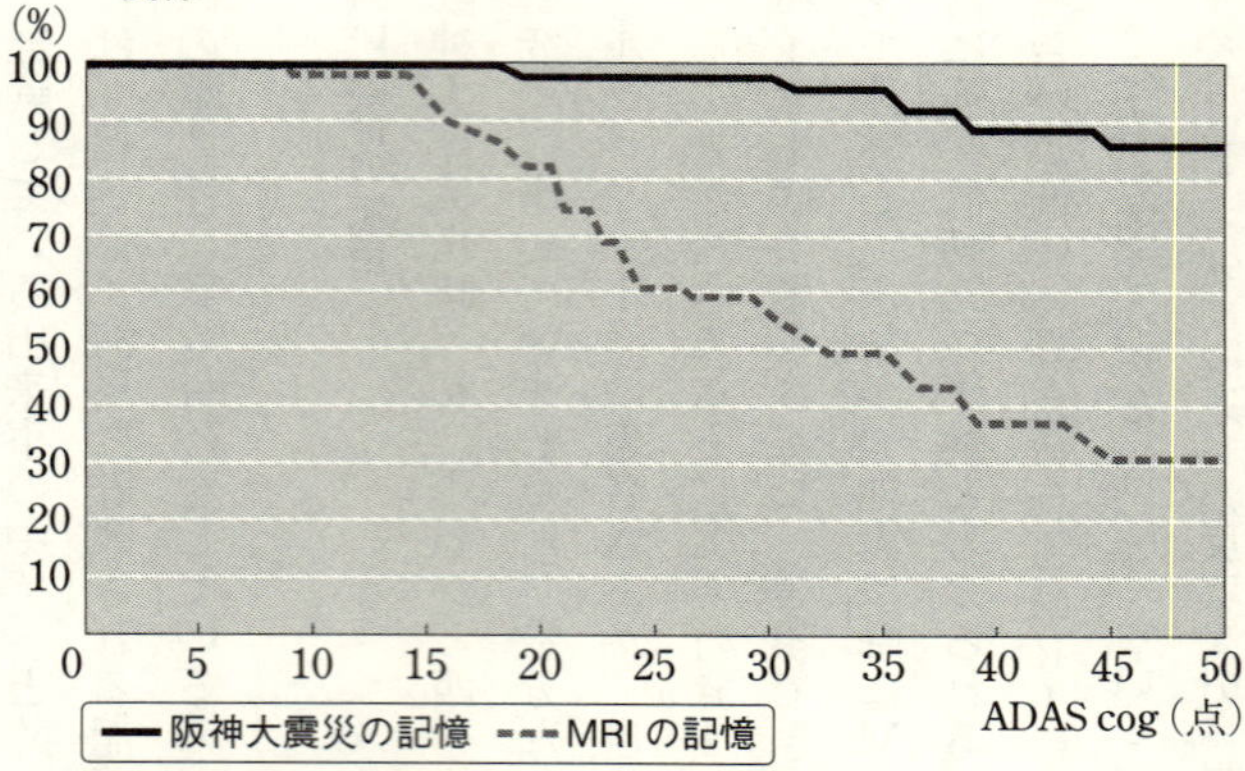

出典：Ikeda M *et al*, Br J Psychiatry, 1998

ADAS（Alzheimer's Disease Assessment Scale）cog は70点満点で、得点が大きいほど認知機能が低下していることを示す。縦軸は阪神大震災とその後に行なったMRI検査の各々を覚えていた患者さんの割合を表わす。右へ行くほど重度のアルツハイマー病の患者さんであり、地震に関する記憶（実線）は、重度の患者さんでも多くが覚えていることが明らかになった。MRIに関する記憶（点線）は、アルツハイマー病が重度になるほど、失われている

ていただきました。

その結果、強い恐怖を伴う震災に遭遇した患者さんのほとんどが、日常生活では著しい記憶障害を呈していたにもかかわらず、地震そのものや患者さんたちの周りで起こった出来事を憶《おぼ》えていることが明らかになりました。体験から調査までの期間は震災の方がMRI検査よりもずっと長かったにもかかわらず、図8のように認知症が重度になってもMRI検査よりもはるかに高頻度に震災の記憶が残っていました。この差は両体験に伴う情動喚起の程度の違いによって説明が可能であると思われます。このことは、記憶障害が重度になっても、心地よくない環境や虐待《ぎゃくたい》などを経験すると、認知症の患者さんにはその時の不快あるいは恐怖の感情が残っていることを、間接的に証明していると考えられます。さらにこの調査の後、震災の体験を覚えていた患者さんと忘れてしまった患者さんの海馬と扁桃体の体積をMRIの画像から計算した結果、震災のような強い情動を伴う出来事の記憶には海馬よりも扁桃体の働きが重要であることが明らかになりました。

司令塔としての前頭葉

さて、ヒトでは、図でもわかるように前頭葉という脳の前方部がたいへん大きく発達しています（36、37ページ、下段③⑥）。前頭葉は、後ろの大脳が外部や体内からの情報を処理して再現した外部の様子子と、海馬などから引き出した過去の記憶を照合し、選択すべき行動を判断するといった司令塔の役割を担っています。例えば、大震災を経験したことのある人であれば、周囲の大きな揺れを感じた時、その情報と過去の震災の時の記憶を照合して、とっさに危険を感じて机の下に身を隠す行動がとれるのかもしれません。後方で処理された情報に基づき、行動を開始したり、段取りよく行動を組み立てたりすることも前頭葉の重要な役割です。したがって、前頭葉の機能が低下すると、外部の刺激に無関心となり行動を起こす意欲がなくなったり、段取りが悪くなったりします。これらは、前頭葉の障害そのもので起こってくる症状と考えられています。

司令塔である前頭葉の機能が低下した場合に起こってくるもう一方の重要な症状は、後方の脳の暴走によるものです。すなわち、前頭葉の制御がなくなるので、外部の刺激に対して後ろの脳がそのまま短絡的に反応し、無批判に行動を起こしてしまうのです。例えば、前頭側頭型認知症にみられる「外部の刺激に対する影響されやすさ」（目に入った文字を片っ端から声を出して読んでしまう）などの症状は、司令塔である前頭葉のコントロールがはずれた結果、出現する症状なのです。

本書の目的は、脳の構造や各部位の役割を詳しく説明することではありません。しかし、認知症でみられる様々な認知機能障害や精神症状・行動障害を理解するためには、患者さんの脳で起こっていることを考えてみることが重要です。主要な病気別に症状を理解する際に、参考になれば幸いです。

第3章　行動と心理の症状

BPSDとは何か

記憶障害などの中核症状に対して、認知症の精神症状や行動障害は、中核症状と患者さんの性格傾向、介護者との人間関係、生活環境、身体症状などとの相互作用によって生じてくる随伴症状、あるいは周辺症状と呼ばれてきました（図9）。しかし実際の介護の場面では、けっして周辺の症状などではなく、軽い物忘れよりも妄想や徘徊のほうが、患者さんにとってはリスクが大きく、介護者にとっても負担が大きいのは明らかです。また、レビー小体型認知症や前頭側頭葉変性症（ピック病など）の場合は、記憶などの認知機能の障害よりも、幻覚が起きたり病的なこだわりを見せる精神症状のほうが

図９　BPSDとは

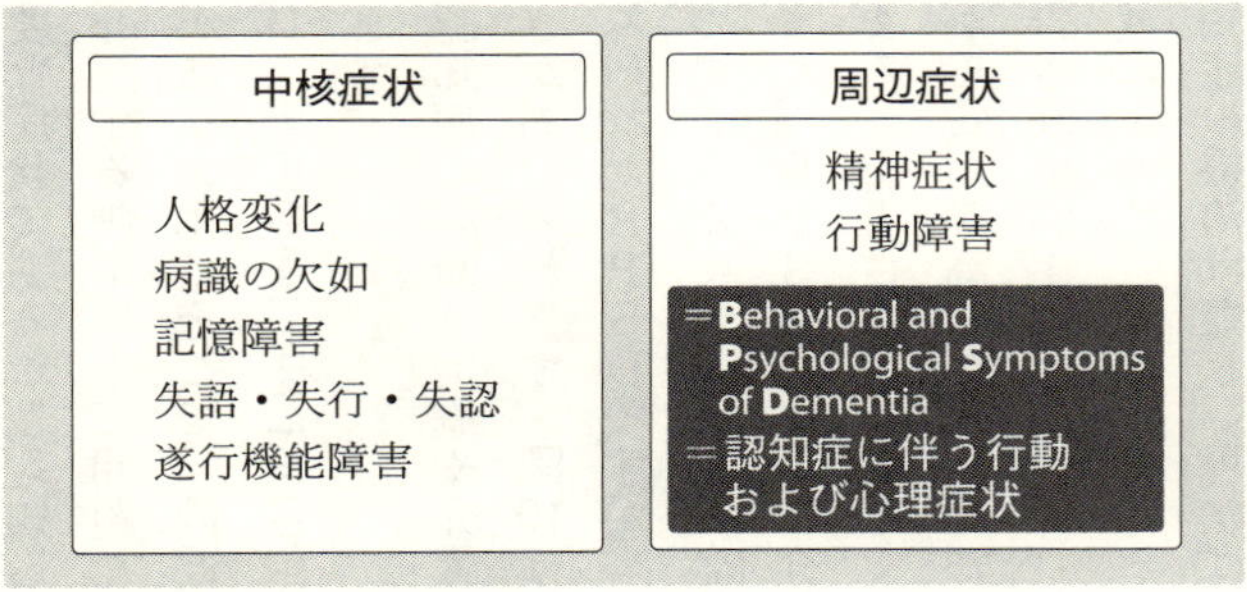

中核症状	周辺症状
人格変化 病識の欠如 記憶障害 失語・失行・失認 遂行機能障害	精神症状 行動障害 =**B**ehavioral and **P**sychological **S**ymptoms of **D**ementia =認知症に伴う行動および心理症状

図10　専門外来の認知症患者にみられたBPSDの頻度

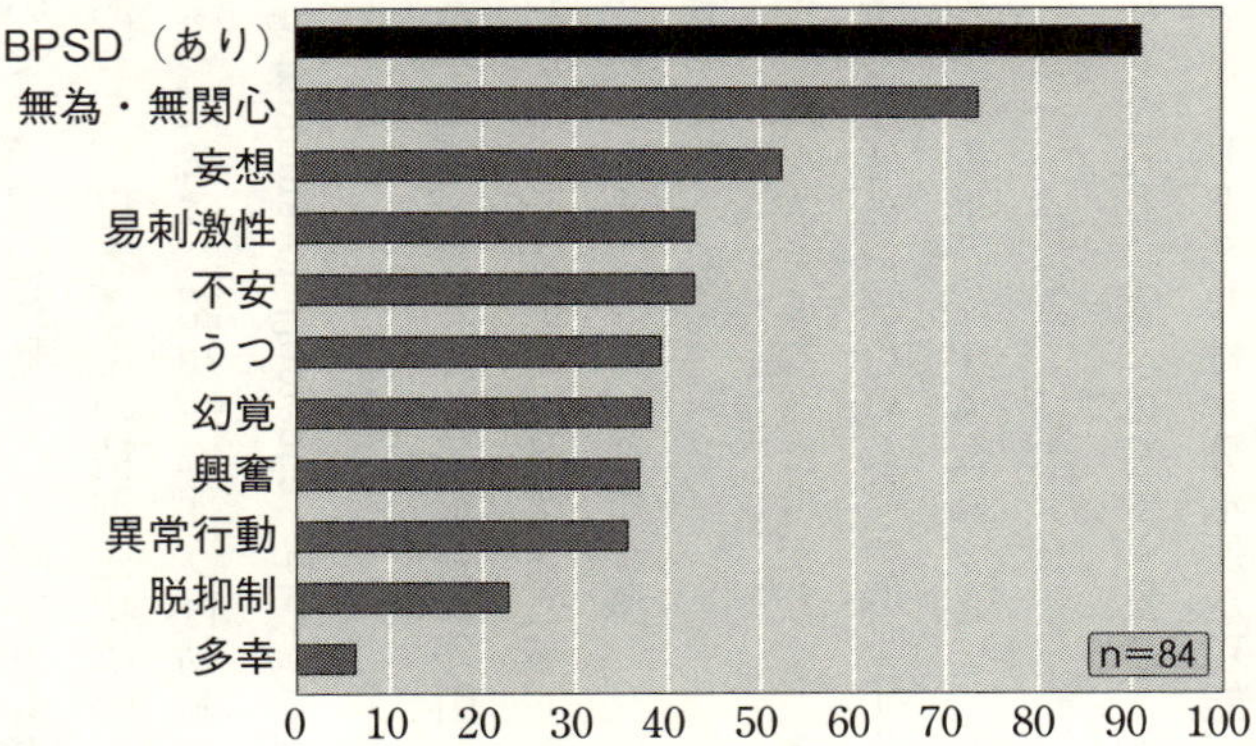

「無為・無関心」は意欲の低下を、「易刺激性」はいらいらして怒りやすい状態を、「多幸」はにこにこ上機嫌となる精神症状を指す

主要な症状であることも知られています。問題行動という呼び方もありましたが、これは介護する側からみて問題なのであって、患者さんの精神症状にはそれなりの理由や原因があります。そこで、最近専門家の間では、認知症に伴う行動および心理症状、BPSD（Behavioral and Psychological Symptoms of Dementia）という言葉がよく使われています。

認知症の診断、治療や介護を考える上で、BPSDが重要な理由として、その頻度の高さがあげられます。図10は精神科病院の認知症専門外来を受診した認知症の患者さんにみられたBPSDですが、ここからわかるように、種類が多いだけでなく、九〇％以上の患者さんになんらかの症状が出現しています。

また、BPSDによって介護者の負担が大きくなるだけでなく、入院や入所の時期が早まる、患者さんだけでなく介護者の生活の質（QOL）が低下する、医療費や介護にかかる費用が高くなる、認知症そのものの進行が早くなる、といったたくさんの研究が報告されています（図11）。しかしながら、認知症の原因となる病気によって、また重症度によって、出現してくる精神症状や行動障害には特徴があり、的確に対応できれば、認知症の根治は難しい現状においても、BPSDは十分治療が可能であるということが

図11　BPSDの影響

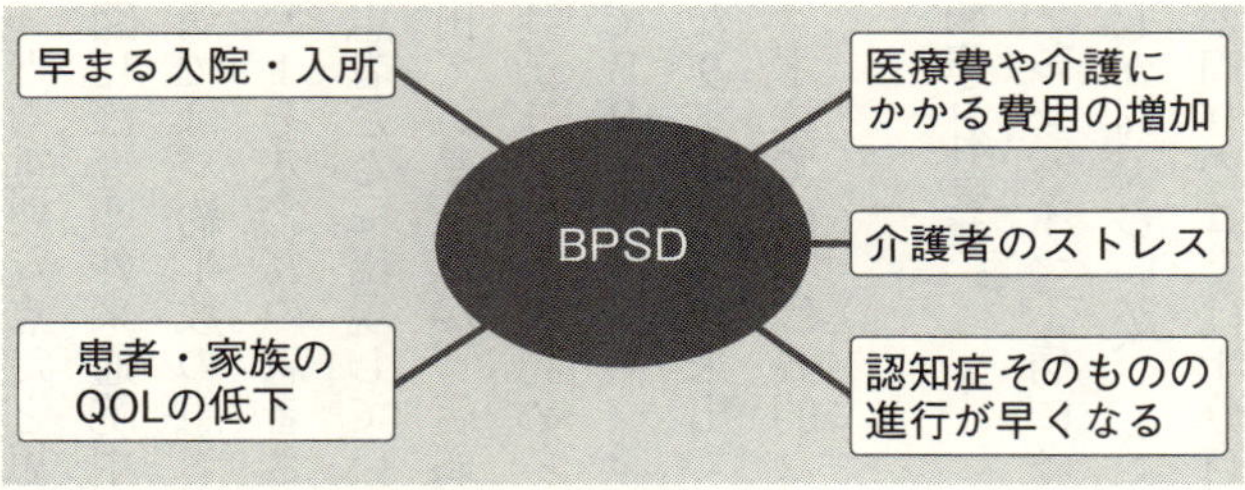

Finkel S, Int J Geriatr Psychiatry, 2000より作成

図12　原因疾患別に示したBPSDの頻度

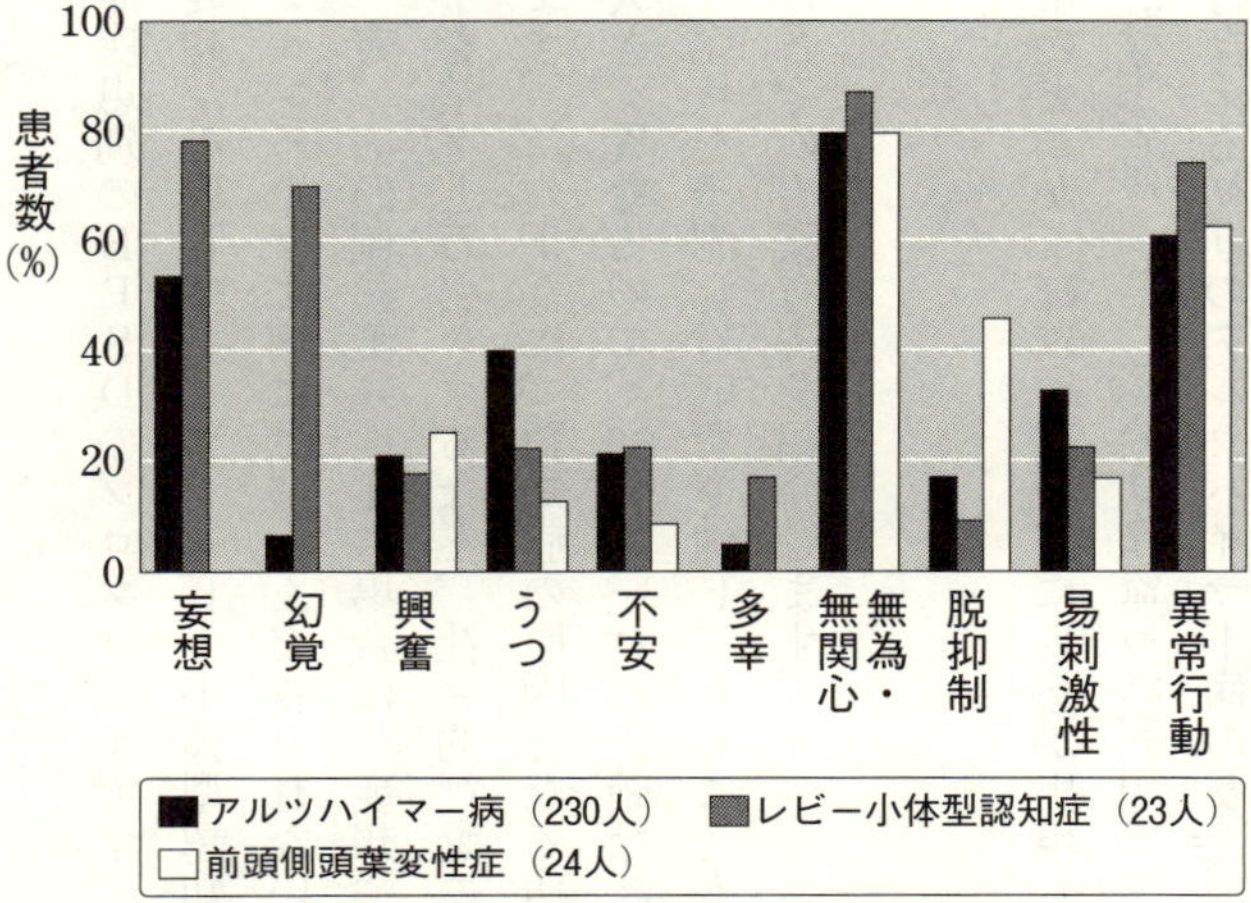

1995年8月〜1998年3月に兵庫県立高齢者脳機能研究センター（現、兵庫県立姫路循環器病センター）に入院した認知症患者のBPSDの有症率

Hirono N *et al*, J Neuropsy chiatry Clin Neurosci, 1999より作成

もっとも重要な点だと思います。

図12は専門外来通院中の認知症疾患別のBPSDのプロフィールです。アルツハイマー病では、約半数の患者さんに妄想が出現しています。レビー小体型認知症では、妄想がおよそ八〇%の患者さんに、アルツハイマー病にはほとんどみられない幻覚が七〇%の患者さんに出現しています。一方、前頭側頭葉変性症の場合は、妄想や幻覚はまったく出ていませんが、店頭の駄菓子を堂々と万引きするなど、社会的行動の異常である脱抑制がほぼ半数に認められています。このように、認知症の原因となる病気の種類によってBPSDのプロフィールも大きく異なるので、知っていれば正確な診断のヒントにもなりますし、将来出てきそうな症状を予測し対応を準備しておくことも可能になります。本章では、代表的なBPSDとその治療方法を紹介します。

物盗られ妄想

アルツハイマー病には、経過中のどこかでほぼ半数の方に妄想が出現します。そのうち七五%くらいが、「うちの嫁が財布を盗った」という物盗られ妄想です。この妄想は、身の周りのことは十分自立して行なえる初期のアルツハイマー病の女性によくみられます。たいていは財布、貯金通帳、印鑑の三点セットですが、やっかいなのは自分の身の周りの世話を一番熱心にしてくれる介護者に対して、妄想に基づく攻撃が向いてしまうことです。例えば、独り暮らしの方の場合、「あのヘルパーが来るようになってから、財布からお金が減っていくようになった」というように、しばしばヘルパーさんや親切な隣人が攻撃対象になって閉め出されてしまうことが起こります。

このような激しい妄想には、どのような対応が可能でしょうか。ごく初期に受診してくださった場合は、検査の結果や診断、今後の対処方法を説明する際に、この妄想が出現してくる可能性を伝えておくように心がけています。例えば、お嫁さんが夫の母親を熱心に介護している場合には、「お義母さんは、初期のアルツハイマー病です。しばらくは、物忘れだけが続くと思います。しかし一年くらいたつと、あなたが財布を盗った、貯金通帳を隠したと攻撃が始まるかもしれません。これは、アルツハイマー病の患者さんにしばしば出てくる妄想で、お義母さんが本当にあなたを憎んでいるわけではありません。あなたが、一番身近でお世話をしている証拠なのです。いろいろと対策はありますから、徴候《ちょうこう》があらわれたら早めに来てください。お手伝いできると思います」と説明して、かかりつけ医のところに帰っていただきます。すると、それから一年半くらいいたって、お嫁さんが少し微笑みながらお義母さんと受診されることがよくあります。

「先生、出ました！」

「？」

「あの時、先生が説明してくれた物盗られ妄想が出ました。義母《はは》は、私がお金を盗ったと言いました。これは、私が一番介護をしているという証拠なのですよねえ」

「そうですよ。だけど大変でしょう。何か工夫をしてみましょうか」

「ありがとうございます。でも、理由がわかっているから今のところ大丈夫です。しばらく様子をみてみます」


と、余裕があるのです。物盗られ妄想が出現して、パニック状態ではじめて受診する家族とは大きな違いがあります。考えてみれば当たり前で、最近では介護者の方もアルツハイマー病についてよく勉強していますが、まさか身の周りのこともすべてできるほどしっかりしている状態で、こんな妄想が出現してくるとは夢にも思っていません。献《けん》身《しん》的に介護を続けて、ある日突然「財布からお金を盗ったわね」と攻められたら、パニック状態からうつ病になっても当然です。実際に、最近来られた若い女性の中には、認知症の診断がつく前に義母から泥棒呼ばわりされて、事情を知らない親戚にも疑われたため、自殺未遂を起こしていた方もいました。改めて、早期に正確な診断をするとともに、将来予測される症状を伝えておく家族教育の重要性を学びました。三〇％以上の家族は、きちんと物盗られ妄想の説明をしておくだけで、余裕をもって対処できるのです。

しかし、時には暴言や暴力を伴うような激しい妄想が出現します。そのような場合は、介護保険を使って、デイサービスやデイケアを可能な限り利用するように助言します。毎日利用できれば、起きている間のお義母さんとお嫁さんの接触する時間は半分以下になり、妄想も目立たなくなることが多いのです。これで、さらに三〇％以上の方は対処できます。

それでも、解決できないような激しい妄想を呈している方だけに、慎重にごく少量の非定型抗精神病薬（幻覚や妄想、興奮に対する治療薬である抗精神病薬のうち、最近開発された、比較的副作用の少ない薬のグループ）を投与します。もちろん、重篤《じゅうとく》な身体合併症のない、元気な方に対してのみ、家族に治療がもたらす可能性のある利益と不利益を十分に説明した上で同意が得られた場合に、投薬を開始することになります。三ヶ月ほどで、ほとんどの妄想は、日常生活に支障のない程度に軽くなります。このように、比較的初期のアルツハイマー病の介護に重大な影響をおよぼす代表的な精神症状である物盗られ妄想も、理論的に三段階で対処すれば、本人や家族のＱＯＬを維持しながら対応することができるのです。

現時点（二〇一〇年五月）で、認知症に対して保険が適応される薬は、アルツハイマー病に対するドネペジルしかありません。したがって、精神症状や行動障害の治療は、物盗られ妄想への対応のように、まず非薬物療法が原則となります。しかし、薬は危険だからどんな症状でも献身的な非薬物療法で、というのは無理があります。家族だけでなく、場合によってはプロの介護スタッフでさえも疲れ果ててしまいます。重要なのは、正確な診断と症状の把握に基づく理論的な治療方法を実施することなのです。

夜間の徘徊

少し進行したアルツハイマー病の患者さんの在宅介護が破綻《はたん》する原因となるのが、夜間の徘徊、すなわち夜のお散歩です。アルツハイマー病の方は、病気が進行するにつれて、第1章で説明したように、視空間の認知や場所の見当識が低下します。昼間、自宅近所の慣れた環境であれば何とか戻って来ることができる方でも、情報の少ない夜になると戻って来ることができません。

日本では家族が小さくなって、日中一人で過ごすことが多くなった高齢者の方が昼間もウトウトして、昼夜の逆転が起こりやすい環境が多くなっています。同居している息子家族が帰ってくる頃になって、アルツハイマー病の患者さんの目がさえてきて、散歩に出かけようとするのです。翌朝にするよう説得したり、玄関に鍵をかけたりしても、激しく抵抗される場合がよくあります。そうなると、家族は昼間の勤務に続いて、帰宅してからこの散歩に付き合わされることになるのです。

こんな状態が数ヶ月も続けば、どんなに介護に熱心な家族でもへとへとになってしまいます。専門外来のはじめての受診にもかかわらず入院の準備を整えて、疲労困憊した家族がやって来られるのは、夜間の徘徊が出現してしばらくした頃が多いのです。「とにかく、今日中に入院させてください。大学病院が無理なら、どこでも構いません。何とかしてください」と、切実です。しかし、睡眠薬は使えません。昼夜が逆転している方に十分効果がある量の睡眠薬を飲ませると、すぐにせん妄（13ページ参照）や転倒が起きるのできわめて危険です。

ついつい散歩を止めることに必死になりがちですが、昼夜が逆転していることが背景にあることに注目すべきです。昼間の散歩であれば、慣れた環境なら自宅に戻って来られるアルツハイマー病の患者さんも多いのです。戻って来られない方も、昼間であればデイサービスやデイケアでプロの介護スタッフが上手に対応してくれます。昼夜のリズムを整えるためには、ショートステイという介護サービスを使うことができます。一週間か一〇日ほど介護施設に預かってもらうのです。通常は、介護者が体調をくずした時や、法事などで自宅を離れなければならない時に使われることの多いサービスですが、プロの介護スタッフに徹底的に関わってもらい昼寝を最小限にして（言葉は悪いですが）夜は疲れて自然に眠ってもらう、このような昼夜のリズムの再構築を短期間に目指します。この場合、かかりつけ医やケアマネージャーから介護スタッフに、ショートステイを利用する目的を正確に伝えて、介護技術を十分に活かしてもらうことが必要です。ショートステイの間も昼寝をして夜中に施設内で徘徊が続くようなら、帰宅したその日から、また夜の散歩が始まり何の解決にもなりません。まさに、多職種の連携が必要になる症状なのです。

意欲の低下（アパシー）

認知症でみられる精神症状や行動障害は、幻覚や妄想、徘徊といった目立つものばかりではありません。むしろ、初期から多くの患者さんにみられるのは意欲の低下です。

図13　原因疾患別に示した意欲の低下の頻度（病初期）

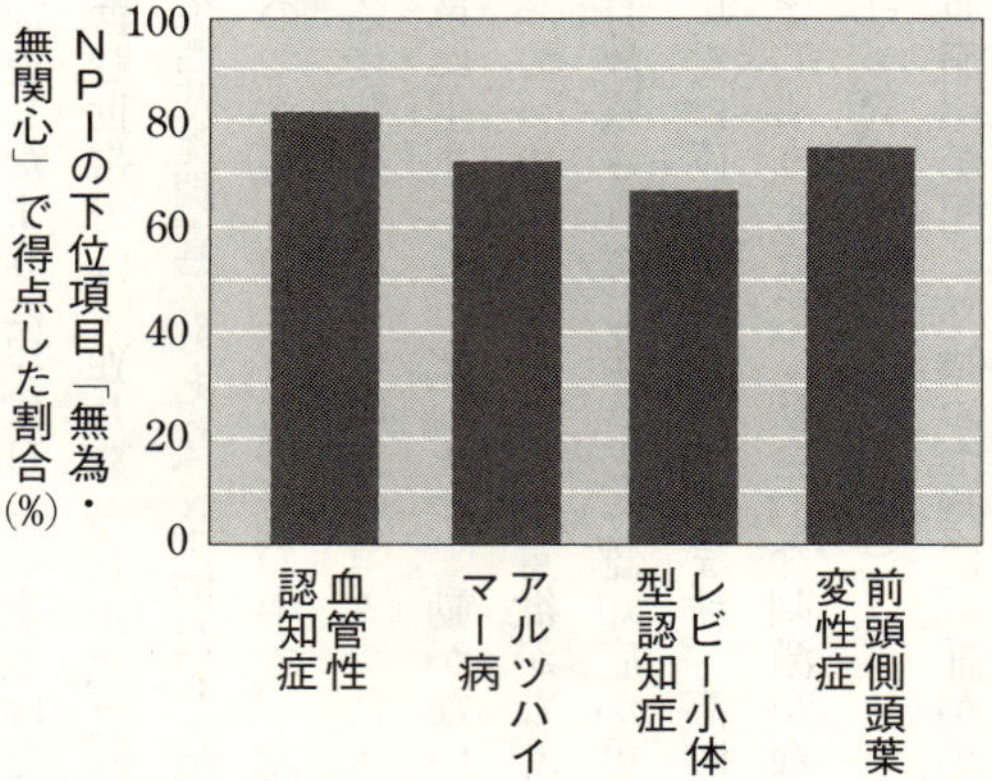

例えば熊本大学の認知症専門外来では、図13のように病初期の四大認知症（血管性認知症、アルツハイマー病、レビー小体型認知症、前頭側頭葉変性症）すべてで六〇％以上の患者さんにみられる症状なのです。しかし、はじめのうちは日常生活には大きな影響がなく家族の負担も少ないことから、あまり注目されません。こちらから家族に積極的に尋ねてみると、「そういえば去年から老人会の旅行に行かなくなりました」「以前はお買い物が大好きだったのに、最近は誘っても出かけようとしないですね」といった答えが返ってくることがよくあります。

前述したように現代日本の家族はどんどん小さくなっています。六五歳以上の高齢者を含む世帯では、独り暮らしが二二％、高齢者夫婦の世帯が二九・七％（平成二十年国民生活基礎調査）もあり、子供たちと同居していても昼間は高齢者だけになる家庭も多いのです。このような環境の中で、認知症が始まり、意欲の低下が起こってくるとどうなるでしょうか。昼間からコタツに入ってテレビを見ながらウトウトするような状況が簡単に生まれてしまいます。動かないと筋力が低下して歩行も不安定になり疲れやすくなって、ますます外出する意欲がなくなるという悪循環が起こり始めます。このまま数ヶ月放置されてしまうと、認知症が重度化するか筋力が衰え寝たきりに近づくか、最悪の場合は両方が重なってきます。高齢者の場合、動かないと筋肉が萎縮して筋力が低下してしまうように、社会的な刺激がなくなると脳も使わなくなり急速に衰えてしまうのです（廃用症候群、図14参照）。

悪循環が起こり始めた時に、誰かが意欲の低下に気付くことが必要です。注意をひく症状だけでなく意欲の低下のような目立たない症状が重要であることを、家族が知っておくこと、家族に知らせておくことは重要です。自宅に閉じこもりがちになった時に、家族が意識して買い物や散歩に誘うことで、この症状は改善する場合もあります。意欲

図14　廃用症候群とは

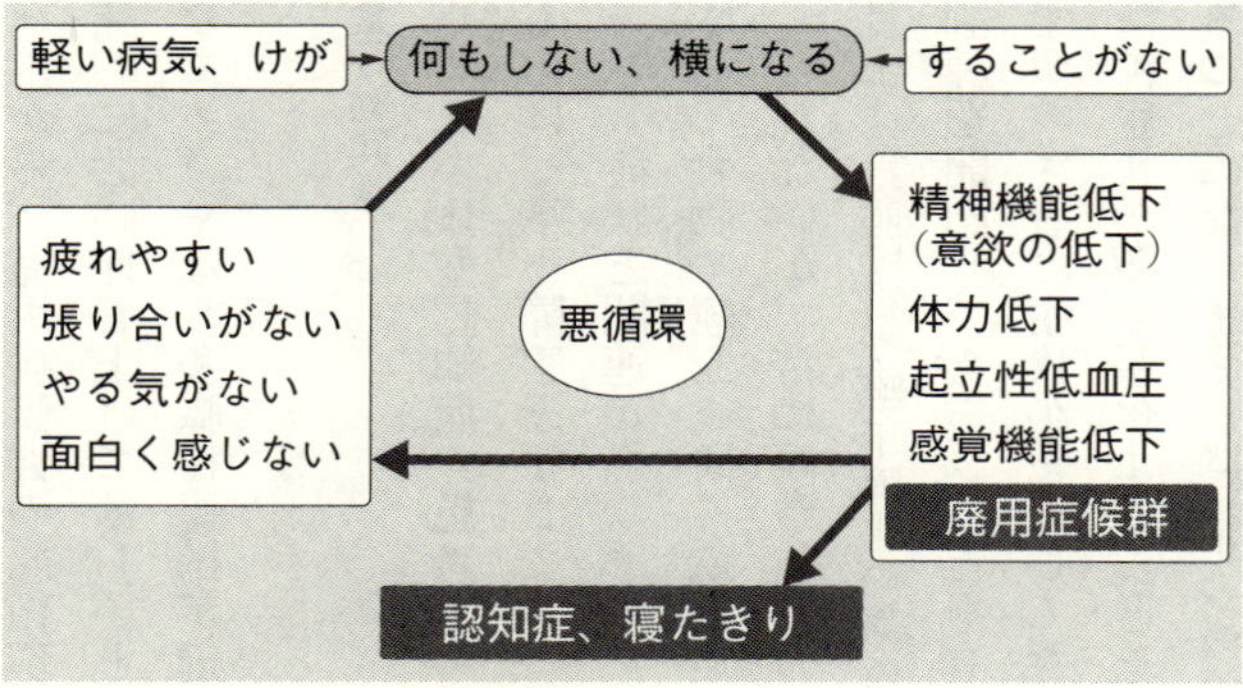

の低下が出現すると通院も途絶《とだ》えがちになり、家族だけが薬を取りにくるようになることも多いので、かかりつけ医がこのようなサインを見逃さないことも必要です。独り暮らしの場合は、ゲートボールなどの老人会の集まりに顔を出さなくなった時に友人や民生《みんせい》委員が自宅に出向いて声をかけてみることも大切です。まさに、地域の見守りが必要になってきます。

このような意欲の低下がみられ始める頃、つまり認知症の初期にこそ、デイサービスやデイケアを十分に活用し、プロのスタッフに集中的に活動性を上げてもらうことが重要です。この段階では、記憶障害などの認知機能障害も軽いですから、活動性が上がるだけで認知症の症状は改善します。ただこの場合は、デイサービスを紹介する主治医やケアマネージャーから、廃用症候群の悪循環を断ち切ることがサービスを利用する目的であるので、徹底的に活動性を上げて欲しいということを、介護スタッフにきちんと伝える必要があるのです。やはり多職種連携が鍵を握っています。

食行動異常

レビー小体型認知症の患者さんには、食行動の異常が比較的早くからみられます。主なものは、嚥下《えんげ》障害と拒食です。嚥下障害は、レビー小体型認知症の主症状であるパーキンソン症状と関連があります。筋肉の緊張が亢進《こうしん》しているため、いくつかの筋肉を連動させて食物や唾《つば》をうまく飲み込むことができません。普段の生活で、食事の時にむせることがないか、常に観察しておく必要があります。嚥下障害がみられ始めたら、言語聴覚士（言語障害や嚥下障害のある患者さんの訓練や機能評価などを担当する専門職）に嚥下訓練を開始してもらうことも有効ですし、むせにくい食事を指導してもらうことも重要です。さらに症状が悪化してきたら、幻覚や妄想に対する治療薬を減らすか、これらの精神症状が多少悪化することを覚悟の上で、パーキンソン症状に対する治療薬を投与することになります（120ページ参照）。この段階では、高度な医療的判断や技術が必要になりますので、専門医を受診して治療方針を相談することになります。

一方、拒食には精神症状が関係していることがわかっています。ご飯の上を小さな虫が動いているといった幻視が原因であることもよくあるので、患者さんに何か気になることがあるのか、理由を尋ねてみます。レビー小体型認知症の患者さんは、妄想や幻覚の内容を覚えていて説明できることが多いのです。ご飯にかかっているゴマやテーブルのしみが虫に見えていることもあるので、このような場合は原因を取り除くことが可能です。

常同行動と暴力

前頭側頭葉変性症は、少し古い教科書やインターネットの一部の情報では、攻撃的な面や粗暴《そぼう》な行動が多いことが強調されており、診断を受けて調べた家族がショックを受けられることがよくあります。しかし、前頭側頭葉変性症でみられる暴力の多くは、常同行動を遮《さえぎ》られた時に出現します。前頭側頭葉変性症の患者さんは、毎日同じリズムで生活することや、決まったメニューの食事、決まった散歩のコースを歩くといった行動に執着《しゅうちゃく》することが多いのです。このような常同行動は、他の認知症ではほとんどみられませんから、鑑別診断の上でも重要な症状です（図15）。
　例えば、前頭側頭葉変性症の患者さんの場合は、外来の診察室を変更しただけでもしばしば混乱がみられます。家族や看護師が一所懸命事情を説明しても、制止を振り切っていつもの診察室に入っていこうとします。デイサービスや入所施設では、デイルームや食堂の特定の椅子に座ろうとします。そこに、他の認知症の患者さんが座っていると暴力が出現することがあります。このような場合、診察室を固定する、「特定の椅子」の近くに介護スタッフが待機して、その前頭側頭葉変性症の患者さん以外の人が座ろうとしたら他の椅子に誘導するなどの工夫で混乱や暴力は未然に防ぐことができるのです。

図15　前頭側頭葉変性症、血管性認知症、アルツハイマー病、ならびに健常群の常同行動

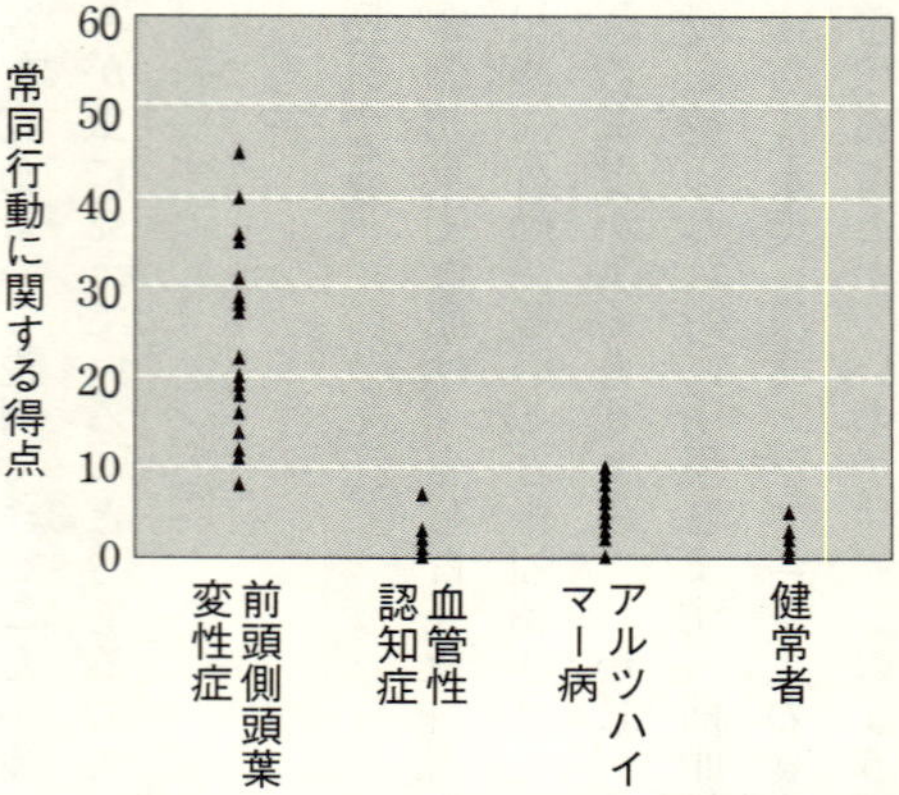

Shigenobu K *et al*, Psychiatry Research, 2002より作成。▲1つは1人の患者、健常者を示している

病気の進行に伴ってしだいに意欲の低下が前景に立つようになり、常同行動や暴力は目立たなくなります。ある病気に特徴的なBPSDであっても、出現してくる時期がほぼ決まっており、いつまでも続くものではないことを知っておく必要があります。常同行動や暴力が目立っている間は、介護も患者さんのQOLを維持しながら症状をいかにコントロールするかということに重点が置かれますが、意欲の低下が目立ってきたら活動性を上げて、できている行為をいかに維持するかということに重点を移していく必要があるのです。

II

主な病気の診断・治療・ケア

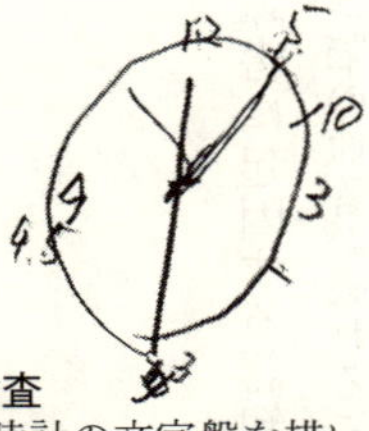

時計を描いてもらう検査
図は、「まずはじめに時計の文字盤を描いてください。次に文字盤に数字を描き込んでください。最後に11時10分を指すように、２本の時計の針を描き込んでください」という課題をレビー小体型認知症の患者さんに行なってもらったもの

第1章　血管性認知症

さまざまな症状

血管性認知症（Vascular Dementia：VaD）とは、脳の血管障害に起因する認知症の総称です。したがって、脳梗塞（脳の血管が詰まる）や脳出血（脳の血管が破れる）と認知症とに関連のあることが重要です。

CTやMRIを撮ると、小さな脳血管障害まで簡単に見つけられるようになってきたので、血管性認知症は認知症の中でも簡単に診断できるのではないかと思われるかもしれません。しかし、血管性認知症は専門医にとっても診断することがなかなか難しい認知症なのです。なぜかというと、血管障害の大きさ、数、起こった場所により症状が多

図16　血管性認知症とアルツハイマー病の進行経過

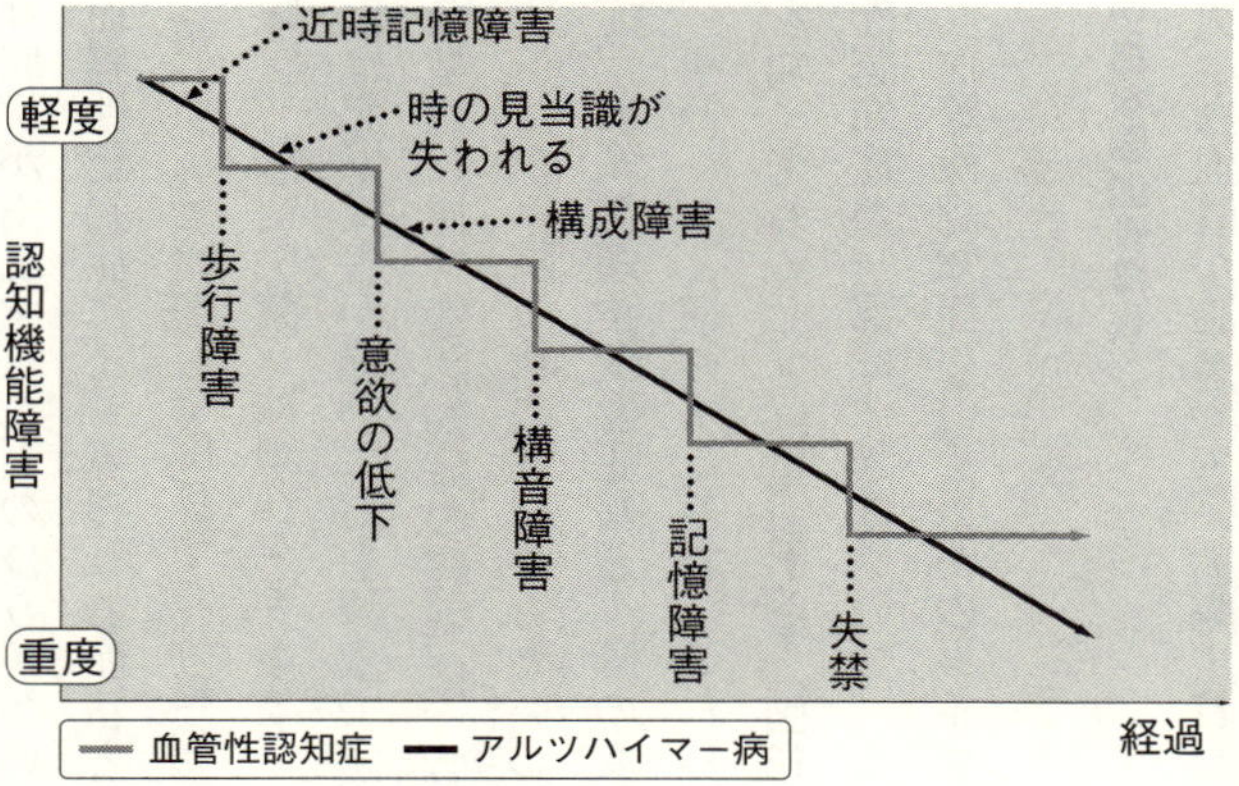

様であるため、診断には、脳のどの場所にどのくらいの大きさの病変ができると、どのような症状が起こってくるかという神経心理学的（ないし高次の脳機能に関する）知識が必須になるからです。

例えば、同じ大きさの脳梗塞が同じ場所に起こったとしても、それが左の脳に起こったのか右の脳に起こったのかでまったく症状が異なることもあります。生まれつき右利きの場合、ほとんどの方の言語中枢は左側にあります。したがって、左側の脳に大きな脳梗塞が起こると、ほぼ確実に失語症（言語の障害）が出現してきます。一方、同じ大きさの脳梗塞が反対側の右の脳にできても、言葉の障害はほとんどみられず、意欲の低下（アパシー）、無関心といった精神症状が出現することのほうが多いのです。

血管性認知症によくみられる症状としては、意欲の低下のほか、歩行障害、構音《こうおん》障害（声帯などの発声器官や関係する神経の障害のために、言葉が上手く発声できない状態）、嚥下障害、感情失禁（些細なことですぐに涙ぐみ泣き出す現象）などがあります。また病初期には記憶障害が軽いことも特徴です。

典型的な血管性認知症の経過は、脳卒中発作後に発症し（突然の発症）、脳卒中が再発するたびに階段状に進行するといわれています。アルツハイマー病、レビー小体型認知症、前頭側頭葉変性症など、脳の変性疾患による認知症は潜在性にいつとはなく発症し、ゆっくりと進行するので、これらと区別するために、血管性認知症のこのような経過を知っておくことは重要です（図16）。しかし突然発症し、階段状に進行するのは血管性認知症の一部にすぎないので、このことも診断を難しくしている要因です。ここでは、血管性認知症のいくつかのタイプを紹介しておきます。

多様な脳血管障害

①大きな血管が詰まって、大脳皮質を含む広い範囲に複数の脳梗塞（図17）が起こると、

前述したような階段状の進行経過をとります。このタイプは、失語症や行為の障害（失行症）、半身の麻痺などの神経徴候を伴いやすく、言語療法や理学療法などのリハビリテーションも発達しています。

②視床《ししょう》や前脳基《ぜんのうき》底部《ていぶ》（前頭葉の底面）のような認知機能や精神機能と重要な関連をもつ場所に脳血管障害が起こると、脳梗塞は小さくても、記憶障害、意欲の低下、人格変化など重篤な認知症の症状が突然起こります。一回の脳梗塞が原因となるため、突然に発症し、経過とともによくなることもあります。図18は、記憶の中枢である両側の

図17　大脳皮質を含む広い範囲に複数起きた脳梗塞（①）

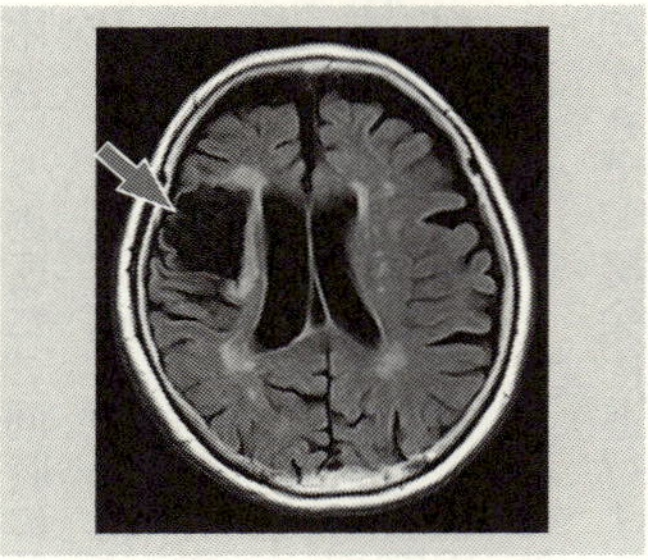

図18　視床に起きた脳梗塞（②）

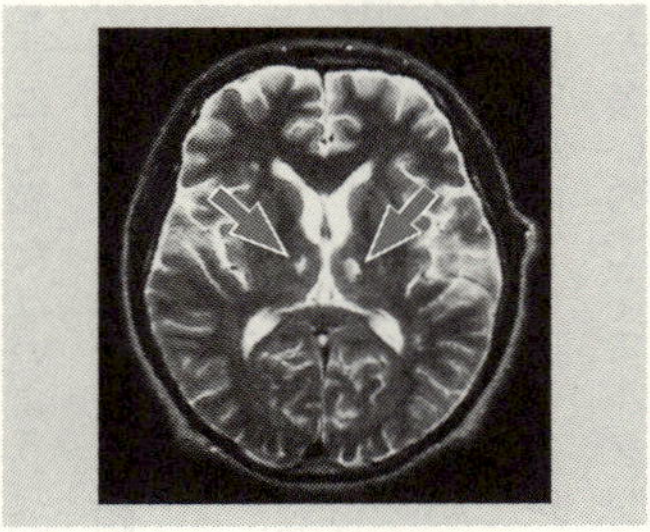

図19　ビンスワンガー病（③）

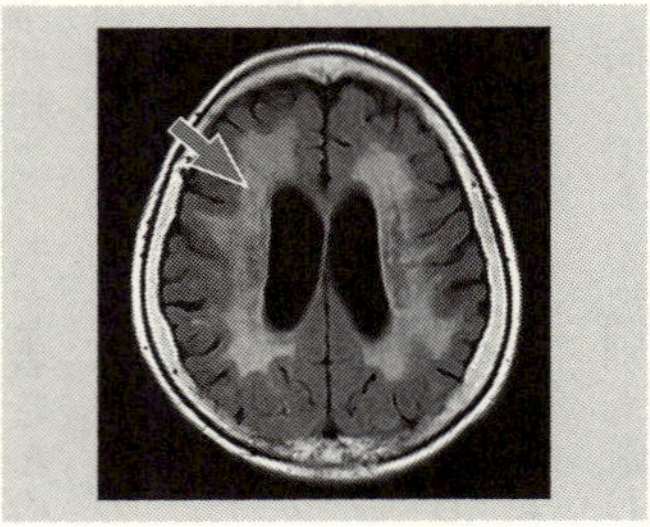

視床という場所に、同時に一センチにも満たないような脳梗塞が起こった患者さんのMRIですが、脳卒中後に重い記憶障害、興奮、傾眠《けいみん》傾向（刺激がないとすぐに眠ってしまう状態）、食行動の異常などが出現しました。

③日本人を含むアジア人にもっとも多い血管性認知症は、脳の奥のほうの小さな血管が詰まり小さな脳梗塞がいくつも起こってくる多発性ラクナ梗塞、およびこれらの小さな血管により広い範囲に虚血性《きょけつせい》の病変が起こってくるビンスワンガー病（図19）であると言われています。これらの小血管の障害によるものは、脳卒中発作との関連がはっきりせず、緩徐に進行することが多いので、アルツハイマー病などとの鑑別も難しいのです。神経のつながりの関係で、このような脳の奥のほうの血管障害により二次的に前頭葉の血流が低下し、意欲の低下が目立ってきます。

中山町と田尻町の調査

日本では従来、血管性認知症のほうがアルツハイマー病よりも多いといわれてきましたが、一九九〇年代から、アルツハイマー病は血管性認知症とほぼ同じ、あるいはアルツハイマー病のほうが多いという地域調査の結果が増えてきました。しかし、前述したように、たとえ調査に専門医が関わっていたとしても血管性認知症の診断がきわめて難しいという問題があります。実際、血管性認知症の国際的な診断基準は他の認知症と違って、どのようなタイプの血管性認知症に注目するかによって、いくつも存在し、用いる診断基準によって、血管性認知症の頻度が数倍も違ってくることが知られています。

また、病院を訪れる患者さんの調査ではなく、ある特定の地域で暮らす高齢者全員を対象とするような地域調査では、血管性認知症の診断にどうしても必要なCTやMRIを実施することは困難で、実際ほとんどの調査はこのような画像検査なしで血管性認知症を診断しています。

私は前任地の愛媛大学で、中山町《なかやま》（現、愛媛県伊予市中山町）という当時人口約五〇〇〇人（六五歳以上の高齢者が約一五〇〇人）の町で一〇年にわたって認知症のケアシステムの構築を手伝う機会に恵まれました。その中山町において、はじめに基礎データを得るために行なった実態調査で、少しでも認知症が疑われた一五〇人以上の住民にCTと血液検査を実施しました。

その結果、実際に認知症だった方は六〇人で、これまでの報告と同様に、その八割がアルツハイマー病か血管性認知症でした。しかし、私の予想に反して血管性認知症のほうがやや多いという結果でした。大学病院で診察していると血管性認知症の患者さんが来られることはたいへん少ないので、私は一般に言われている以上に日本でもアルツハイマー病が多くなっているのではないかと予想していたのです。そして、血管性認知症のタイプとしては、③の小さな脳血管障害によるタイプ、すなわち脳卒中のエピソードがはっきりしない方が大部分でした。

ほぼ同じ時期に発表された東北大学の目黒謙一《めぐろけんいち》先生らによる宮城県遠田《とおだ》郡田尻《たじり》町（現、大崎市）の調査も、MRIを診断に使用した精度の高い研究ですが、その結果は血管障害を伴うアルツハイマー病が一番多く、続いてアルツハイマー病と血管性認知症がほぼ同数でした。しかし、二つの研究で同じ血管性認知症の診断基準を用いると結果はほとんど同じになることが確認されています。ここで強調しておきたいのは、アルツハイマー病と血管性認知症のどちらが多いかということではなく、単独にしろアルツハイマー病と脳血管障害が重なった場合にしろ、認知症の原因として脳血管障害はきわめて重要であるということです。

初期血管性認知症の特徴

表6　BPSDの頻度
（中山町在住のアルツハイマー病患者と血管性認知症患者の比較）

NPI項目	アルツハイマー病（21人）			血管性認知症（28人）		
	人数	割合	点数	人数	割合	点数
下位項目						
妄想	9	42.9	1.4	4	14.3	0.7
幻覚	5	23.8	1.0	2	7.1	0.4
興奮	10	47.6	2.7	7	25.0	1.5
うつ	5	23.8	1.7	6	21.4	0.8
不安	5	23.8	1.0	6	21.4	0.8
多幸	3	14.3	0.9	1	3.6	0.1
無為・無関心（意欲の低下）	9	42.9	3.4	20	71.4	5.1
脱抑制	2	9.5	1.1	3	10.7	0.8
易刺激性	10	47.6	2.3	6	21.4	1.2
異常行動	12	57.1	4.0	6	21.4	0.9
計	19	90.5	19.6	26	92.9	12.2

Ikeda M *et al*, J Neurol Neurosurg Psychiatry, 2004より作成

初期の血管性認知症の特徴は、とくに一番多い③のタイプの場合、記憶障害はあまり目立たず、遂行機能障害（段取りの悪さ、86ページ参照）、意欲の低下や無関心が目立つことです。**表6**は、中山町で見つかったアルツハイマー病と血管性認知症にみられたBPSDの内容を比較したものですが、アルツハイマー病では妄想や異常行動など目立つ症状が高頻度にみられるのに対して、血管性認知症ではこれらの症状の頻度ははるかに低く、際立って多いのは意欲の低下のみであることがわかります。

地域住民の健康状態を日頃から熱

心に見守っていた中山町の保健師たちは、この調査で見つかったアルツハイマー病はほとんど事前に把握していましたが、血管性認知症はあまり把握しておらずたいへん驚いていたのが印象的でした。同居している家族でさえも、血管性認知症の場合は調査後の説明会で認知症を指摘されても半信半疑の方が多かったのです。

それだけ、初期の血管性認知症の症状はわかりにくいものです。例えば、中山町の場合は息子夫婦と同居している高齢者も多いのですが、昼間は夫婦ともに畑仕事や会社に出かけたりして不在になります。しかし、血管性認知症の方は、弁当が用意されていると、一日テレビを見てウトウトしながら昼食を終えて、トイレも壁を伝いながら歩いて何とか済ませて静かに留守番しているので、認知症とは気付かれないのです。

いますぐにできる予防対策

血管性認知症で重要なことは、第I部の第1章でも強調したように予防できる可能性があるということです。脳血管障害、すなわち脳梗塞や脳出血を予防できれば、血管性認知症は起こりようがありません。あるいは、軽い血管性認知症になったとしても、それから次の脳梗塞や脳出血が予防できれば、認知症の進行を止めることができます。

脳血管障害の危険因子としては、高血圧、糖尿病、脂質異常症（高脂血症）、虚血性心疾患（狭心症、心筋梗塞など）などの他、喫煙や飲酒、運動不足などの生活習慣があげられます。これらを、若いうちからきちんと管理しておくこと、あるいは一度脳梗塞を起こした後でも徹底的に治療したり生活習慣を改めたりすることで、十分脳血管障害は予防できるのです。

中山町のはじめての調査では、**表６**に示した二八人の血管性認知症の方だけでなく三〇人の認知症はないが認知機能は若干低下している脳血管障害の方が見つかりました。これらの方々には、紹介状をきちんと書いて地元のかかりつけ医に脳血管障害の危険因子を管理してもらい、保健師たちが生活指導を続けることになりました。

このような取り組みを数年間続けた結果、残念ながらアルツハイマー病は毎年一定の人数の方が発症しましたが、血管性認知症は激減させることができたのです。中山町は、当時から保健・医療・福祉に関してたいへん熱心で、認知症だけでなくさまざまな病気の予防に取り組んでいたので、住民一人あたりの医療費は愛媛県で一番少なくなっていました。

ケアとリハビリテーション

血管性認知症のリハビリテーションないしケアも重要です。第I部の第1章でも強調したように初期の血管性認知症の主要な症状は意欲の低下ですから、廃用症候群に陥らないように周囲が患者さんの前向きに取り組める活動を探して、環境を整えることが大切です。せっかくデイサービスに参加しても、介護スタッフは徘徊の激しい方や、興奮の強い方、嚥下障害などがある利用者のケアにどうしても目を奪われるため、穏やかにじっと座っている血管性認知症の患者さんは、後回しになりがちです。しかし、介護職の技術が活きるのはまさにこのような血管性認知症の方で、次の脳梗塞さえ起きなければ、適切な働きかけにより症状は改善していきます。

テレビや新聞で紹介される認知症のイメージはほとんどがアルツハイマー病を基に描かれています。またアメリカでアルツハイマー病の研究がさかんなために、日本の研究者の関心もアルツハイマー病に向いています。もちろんアルツハイマー病の根本的な治療法の開発は今世紀の医学の主要な目標の一つであると言っても過言ではありませんが、血管性認知症はいますぐにでも予防対策を講じることができるわけですから、もっともっと注目すべき認知症であると思います。

第2章　アルツハイマー病

増加する患者数

アルツハイマー病（Alzheimer Disease：AD）は、脳梗塞などの脳血管障害とともに認知症の原因となる代表的な病気です。現在、日本では二〇〇万人以上の認知症の患者さんがいるといわれていますが、その半数近くがアルツハイマー病であると考えられています。

多くは物忘れや時間の感覚がわからなくなるといった症状で病気が始まり、徐々に判断力や理解力が低下し、生活に支障をきたすようになります。通常は六五歳以降の老年期に発症しますが、六五歳までに起こる若年性アルツハイマー病も少なくありません。

図20　アルツハイマー病患者の脳にみられる老人斑と神経原線維変化（メセナミン銀染色）

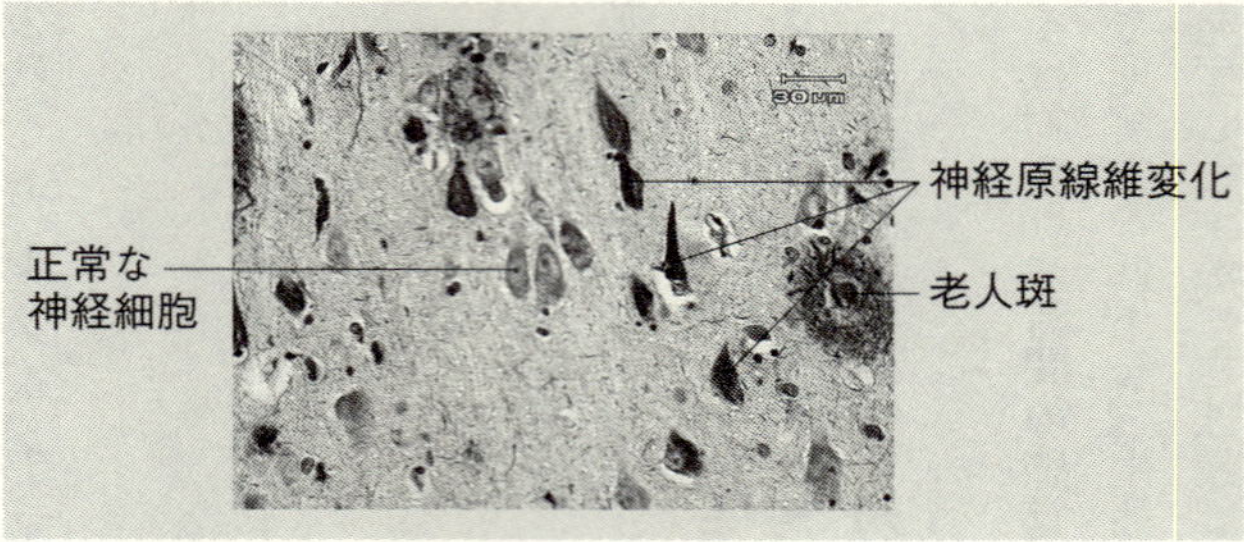

香川大学の池田研二先生のご厚意による

アルツハイマー病の「アルツハイマー」（Alzheimer）は人の名前です。最初に報告された患者は五五歳で死亡した女性で、図20に示したような、脳の神経細胞内に線維状の構造物（神経原線維変化）、大脳皮質に斑状構造物（老人斑）、そして神経細胞の消失が認められました。ドイツの精神科医であったアロイス・アルツハイマーがこの患者さんを報告してから一〇〇年以上になりますが、これまではほとんど有効な治療が存在しませんでした。

しかし、近年、アルツハイマー病の記憶などの認知機能障害に対して効果が証明された薬が使えるようになっていますし、精神症状や行動障害に関しても個々の症状に対して、有効な治療やケアが見つかってきています。これらの治療やケアはできるだけ早い段階から行なうことが望ましく、早期発見と正しい診断がますます重要になっています。

老年期に起こる認知症では、七〇%以上をアルツハイマー病と血管性認知症が占めるとされています。従来、日本では血管性認知症のほうが多いとされてきましたが、最近の調査では、両者はほぼ同じか、アルツハイマー病の方が多いという報告が増えてきています。

また、九州大学による福岡県糟屋《かすや》郡久山《ひさやま》町研究のような同じ地域の高齢者を対象とした長期にわたるわが国の調査でも、アルツハイマー病の患者さんの頻度が高くなってきているとの報告があります。これらの報告からアルツハイマー病の患者さんは近年増加傾向にあることがわかりますが、その背景には高齢化の進展だけではなく、生活習慣の変化などの環境的な要因があるのではないかと考えられます。若年性認知症に限っても、アルツハイマー病は血管性認知症に次いで二番目に多い原因疾患です。

アルツハイマー病になる確率を上げるもの

危険因子とは、病気になる確率を上げる要因のことです。いくつかの要因がアルツハイマー病の危険因子として知られています。

①加齢

年代別にアルツハイマー病の患者さんの割合をみますと、六五—七〇歳では一％であるのに対し、八五歳を超えると一五％以上であり、加齢とともに病気を有する人の割合が増えることが示されています。加齢はアルツハイマー病におけるもっとも明らかな危険因子とされています。したがって、今後も平均寿命が延びていくことが予想される開発途上国を中心に、アルツハイマー病の患者数はますます増えることは確実です。

②女性

男性との寿命の違いを考慮した上でも、あらゆる年齢層において女性のほうがアルツハイマー病になる確率が高いといわれています。発症時期が若いほど、男性の相対的な割合が高く、年齢とともに女性の割合が高くなっていきます。

③遺伝

アルツハイマー病の多くは遺伝性を示しませんが、明らかな遺伝性を示す患者さんも一定の割合で存在します。ある遺伝子を有することによりアルツハイマー病をかならず発症することがあり、このようなタイプは「家族性アルツハイマー病」と呼ばれ、原因となる遺伝子が二分の一の確率で子孫に受け継がれていきます。すなわち、子供が二人いれば確率的にはどちらか一人にこの遺伝子は引き継がれることになります。この遺伝子をもっていると、ほぼ一〇〇％の確率で四〇－五〇代の早期にアルツハイマー病を発症しますが、きわめて稀な疾患です。

また、「アポリポ蛋白Ｅ－ε4」という遺伝子をもつ人では、アルツハイマー病を発症する確率が高くなるということが知られています。アポリポ蛋白Ｅ遺伝子には、ε2、ε3、ε4の三種類があり、人によってもっているアポリポ蛋白Ｅ遺伝子の種類が異なります（血液型のＡ型、Ｂ型、Ｏ型のようなものと考えてください）。このうち、ε4をもつ人ではもたない人よりも、アルツハイマー病になりやすいことが知られています。ただし、ε4をもつ人がかならずアルツハイマー病を発症するわけではなく、アルツハイマー病になりやすい体質を受け継ぐと考えればよいでしょう。この遺伝子が関わって引き起こされるアルツハイマー病は、通常は六五歳以降の老年期に発症します。

④糖尿病、そのほか

従来、糖尿病は認知症の中でも血管性認知症の危険因子と考えられてきましたが、糖尿病の患者さんではアルツハイマー病の発症リスクが二－数倍高くなるとされています。

頭の外傷やうつ病の既往、教育歴の低さがアルツハイマー病の危険因子であるとの報告がみられますが、まだはっきりとはわかっていません。糖尿病と同じく血管性認知症の危険因子である高血圧や脂質異常症、喫煙についてもアルツハイマー病との関連が指摘されていますが、一定の見解は得られていません。これらがアルツハイマー病の危険因子であるか否かについては、さらなる検討が必要です。

アルツハイマー病は脳の病気ですが、歩行障害や尿失禁、パーキンソン症状（手が震えたり、身体の動きが鈍くなる）などの神経症状は病気がかなり進行してからでないとみられません。ここから、認知機能障害と精神症状、行動障害について詳しく説明していきます。

1　すべての患者さんにあらわれる症状――認知機能障害

記憶障害

前述したようなアルツハイマー病の脳内変化は、ヒトの記憶中枢である海馬周辺（図21と36、37ページ、**中段左⑤**）から起こってくるため、アルツハイマー病の初発症状、病

図21　アルツハイマー病の患者と健常高齢者のMRI画像

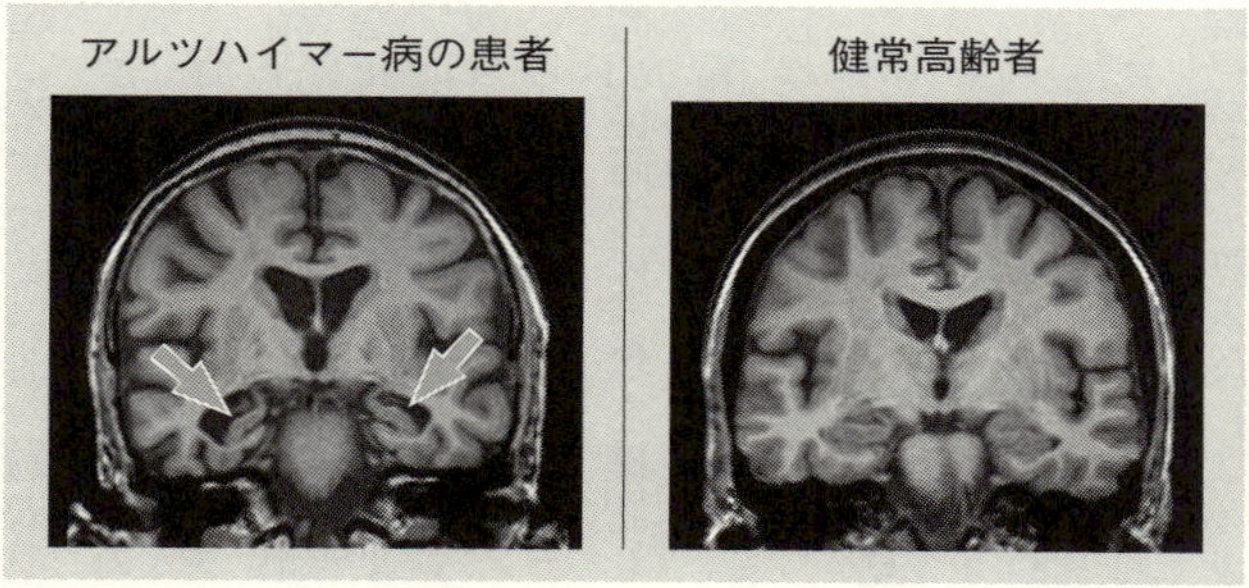

アルツハイマー病では、矢印で示す側頭葉の海馬領域の萎縮がみられる

気を通してもっとも目立つ症状は、記憶障害です。病初期には、最近の出来事が想い出せない、新しいことが学習できないといった近時記憶障害のみが起こってきます。具体的には約束や用件を忘れたり、一度話した内容を忘れて何度も同じ話を繰り返すといった症状がみられます。定期的に薬を飲んでいる患者さんであれば、薬の飲み忘れがみられることがしばしばあります。

調理を自分で行なっている患者さんでは、鍋を火にかけたことを忘れて焦がしてしまう「鍋焦がし」がよくみられます。通常は、病気の進行に伴い体験を記憶にとどめておくことができる時間が短くなり、数分前の出来事もまったく覚えておらず、食事をしたばかりなのに、食事をしていないと言って要求することもあります。一方で、病気が起こるずっと以前の過去の出来事などはよく覚えており、かなり病気が進行しない限り、家族のことや子供の頃の記憶（遠隔記憶）を失うことはありません。日常のケアには、保たれている遠隔記憶を活用する、すなわち、過去の記憶を引き出し、共感しながら精神的な安定をはかる回想法などが有用ですが、早期診断のためには、近時記憶の障害を正確に捉えることが重要です。

私は、あらかじめ家族から情報を得ておいて、「この前の日曜日には、ご家族とどこへいらっしゃいましたか？」「昨夜の夕食のおかずは何でしたか？」と尋ねることで、近時記憶障害の有無を確認しています。

日常の出来事の細部を覚えていなかったり、人の名前がとっさに想い出せないような物忘れは正常な老化現象でもみられますが、アルツハイマー病でみられる物忘れは、前述したように物忘れへの自覚が乏《とぼ》しい、直近の生活上の体験そのものを忘れるという特徴があります。例えば、週末にドライブに出かけてレストランで食事をしたとします。翌週、そのレストランの名前をなかなか想い出せなくても問題ありませんが、レストランで食事したこと自体を忘れていれば要注意です。患者さんに病気の自覚が乏しいと、病院受診や介護保険によるサービスの利用に拒否的になることもあります。

見当識障害

日時や場所、周囲の状況や人物などを正しく認識する能力を見当識といいます。見当識が障害されると、今日が何月何日か、あるいはいま何時頃か、自分がどこにいるのか、隣にいる人は誰かなどがわからなくなります。ほとんどの場合、時→場所→人物の順番に障害されます。したがって、初期には時間に関する見当識障害のみが目立ち、しばしば日付けや曜日を間違えることから周囲に病気と気付かれる方も少なくありません。はじめての診察の際にも、「いまは、だいたい何時頃でしょうか？　時計を見ずに答えてください」とか「季節で言えば、いまは春・夏・秋・冬のどれにあたりますか？」といった質問で、この障害の有無を確認します。

構成障害、視空間認知障害

発症して数年で、海馬周辺から頭の横側やてっぺん（側頭頭頂葉）のほうに脳の病変が拡がると（27ページ、図4参照）、構成障害や視空間認知の障害、失語症などが目立ってきます。構成障害があると図形の模写や指パターンの模倣《もほう》（図22）が難しくなるなど、

図22　鳩の形

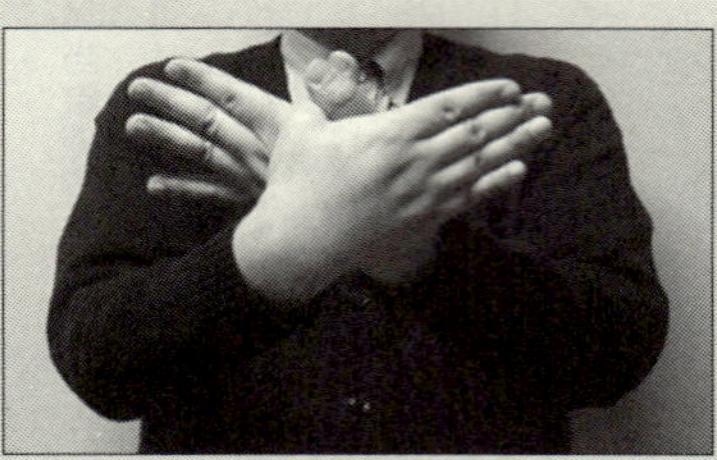

検者の手の形（鳩の形）を患者さんにまねてもらい構成障害を調べる。前任地の愛媛大学で故田邉敬貴先生と開発した方法で、構成障害を鋭敏に、しかも簡便に捉えることができる

適切な配置でまとまりのある形を作れなくなります。視空間認知が障害されると空間の位置関係や奥行きなどが正しく理解できなくなります。これらの障害により、服をきちんと着ることができない、トイレにまっすぐ座ることができない、家の外で迷子になるといった症状がみられ、障害が強くなると家の中でも自室やトイレの場所がわからなくなることがあります。

計算障害

計算の能力も比較的初期から低下します。日常生活では、お金の計算が難しくなり、いつもお札《さつ》で買い物をするようになり、財布が小銭でいっぱいになってしまうこともあります。

遂行機能障害

遂行機能とは、ある目的を達成するために必要ないくつかの行動を、効率的に手順よく行なう能力のことです。この能力が障害されると、日常生活において複雑な手順を要する行為がうまくいかなくなるため、料理を手際よく作ることができなくなったり、銀行でお金をひきだすことなどができなくなったりします。この障害も比較的早い段階からみられます。

例えば、夕食を作る際には、献立を考え、材料の種類とその日の人数から分量を考えた上で買い物し、献立にそって材料の下ごしらえをし、食事の時間に間に合うように調理をしなければなりません。このような一連の行為が、手順よくできなくなります。一言で言えば、何事にも段取りが悪くなる、といった印象です。

言語障害、書字障害

アルツハイマー病では、しばしば言葉の障害がみられます。話し方はなめらかですが、思っている内容を示す言葉が頭に浮かんでこないため「あれ」「これ」といった指示語が増加します。また、書字は早い段階から障害され、とくに仮名より漢字が書きにくくなります。また、構成障害がみられるようになると、字そのものの形が歪《ゆが》むようになります。

なかには失語症で発症する方もいます。言語の障害があると、言葉によるコミュニケーションがうまくいかなくなり、社会生活や介護に大きな支障をきたすので、特別な配慮が必要になります。また、認知機能の検査も大部分は言語を使ったテストになるため、実際よりも重度と診断され、その方に合った介護サービスが用意されていないこともあります。

2 一過性にあらわれる症状——精神症状と行動障害

廃用症候群を防ぐ

意欲の低下は血管性認知症や前頭側頭葉変性症の方ほど目立ちませんが、アルツハイマー病においても、初期からみられる精神症状の中で、もっとも頻度の高い症状の一つです。丁寧に介護者から情報を集めると、物忘れが目立ってくるのと前後して、積極的に参加していた老人会の役職を一つずつ退いていたとか、趣味が一年ごとに少しずつ減っていたといったことが明らかになります。また進行とともに、社交的であった人が外出しなくなったり、身の回りの整容《せいよう》に無頓着《むとんちゃく》になったりしていきます。家の中におとな

図23　アルツハイマー病の妄想の内容

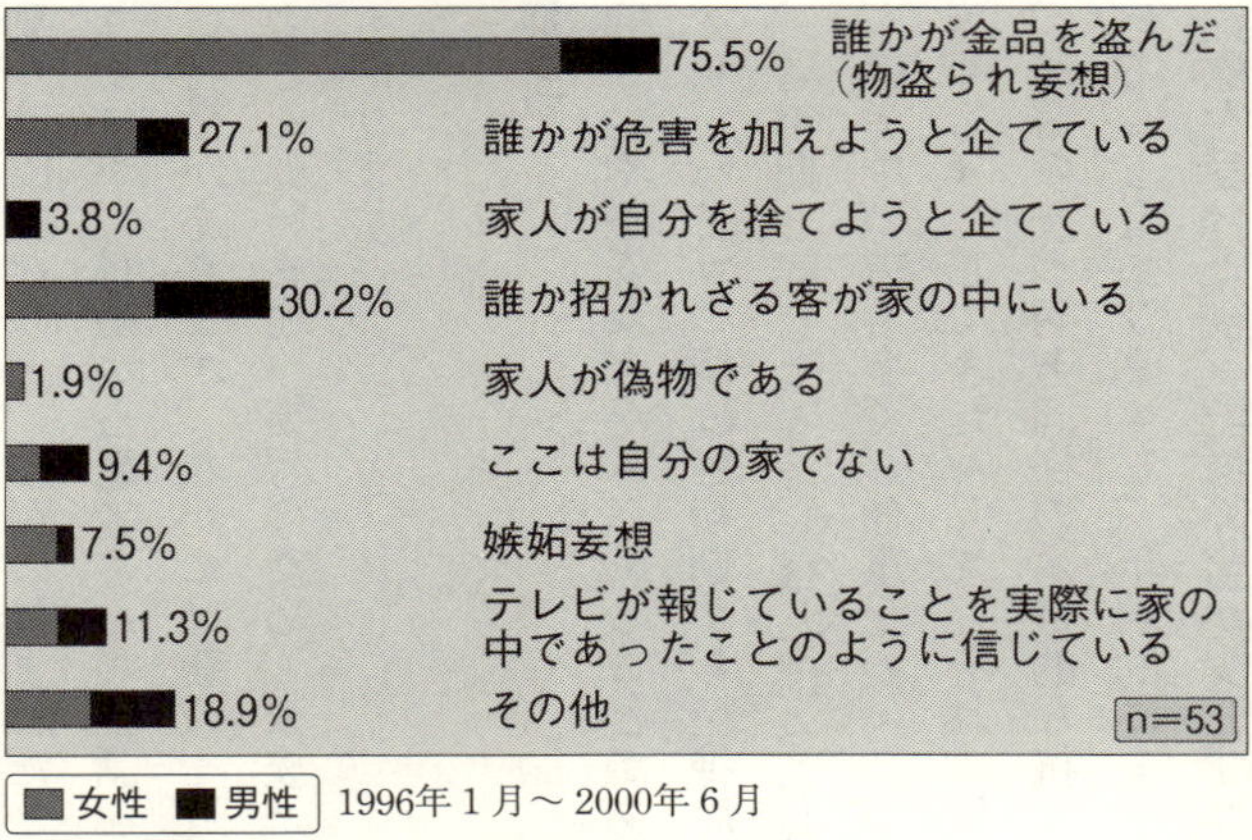

1996年1月～2000年6月

出典：Ikeda M *et al*, Int J Geriatr Psychiatry, 2003

しく閉じこもりがちになりますので、徘徊や妄想などの他の精神症状や行動障害に比べて、介護者も深刻に感じることが少ない症状ですが、一日中同じ場所に座っていたり、何もせずに過ごしたりする状態を放置すれば、廃用症候群（59ページ、図14参照）をきたし、脳病変の進行とは無関係に寝たきりや認知症が急速に進行する原因となりますので注意が必要です。

妄想

アルツハイマー病の比較的初期の段階で、圧倒的に高い頻度でみられる精神症状の一つが、物盗られ妄想です（図23）。財布や通帳などの保管場所を忘れてしまい、自分で見つけ出せないと、誰かに盗まれたと思い込み、泥棒が盗っていったと訴えることもありますが、日頃から患者さんの世話をよくしてきた介護者が妄想の攻撃対象になりやすい特徴があります。なかには親戚や近所の人に「うちの嫁がお金を盗った」と訴える患者さんもいます。妄想のため、家族との関係が悪くなり、自宅での介護が破綻することもあります。

抑うつ

抑うつや不安などがみられることがあります。若年性アルツハイマー病では、老年期のアルツハイマー病ほど初期から精神症状は目立ちませんが、意欲の低下と抑うつだけは、老年期と同じようにしばしばみられます。若年性認知症（152ページからを参照）では、就労中の方も多く、仕事上のミスが目立ってくるのを自覚したり、職場の人間関係がぎくしゃくしてきたりして、それに反応して抑うつ状態が起こってきます。この場合は、通常のうつ病と同様の本格的な抗うつ薬による治療が必要なほどの抑うつ状態がみられることもありますし、年齢的にもうつ病との鑑別が難しくなります。何年もうつ病の治療を受けた後、記憶障害が少しずつ進行するので疑問に思った家族がセカンド・オピニオンを求めて専門医を受診させ、ようやく若年性アルツハイマー病の診断がついたという方もいます。

徘徊、興奮、不眠……

一見目的もなく歩き回っているように見える徘徊も、本人にとっては「家に帰る」「仕事に行く」などの目的がかならずあります。徘徊は病気の進行とともに増えてきますが、前述した意欲の低下が目立ち始めると自然に減ってきます。天候の悪い日や夜間には道に迷うことが多く、とくに夜間の徘徊は危険が大きいため介護者の安眠を妨《さまた》げ、自宅での介護が破綻する大きな要因となります。

興奮や不眠などがみられることもあります。しかし、アルツハイマー病で幻覚が起こることは滅多にありません。とくに、幻視を患者さんが訴える場合は、せん妄の合併やレビー小体型認知症が疑われます。進行期には、鏡に映った自分に話しかける（鏡現象）、息子（あるいは娘）を亡くなった夫（あるいは妻）と間違える、テレビの内容を現実に起こっていることと勘違いするといった誤認症状がみられることがありますが、これらの症状がアルツハイマー病の早い段階からみられることは稀です。

3 診断

診断と検査所見

アルツハイマー病の診断は、前述のような特徴的な症状を診察場面で把握し、神経心理検査や画像検査の所見と合わせて総合的に判断することでなされます。

例えば、日常生活では自立に近い状態でも、強い近時記憶障害がみられ、神経心理検査でも記憶障害と時の見当識障害が確認され、MRI検査で海馬の萎縮がみられれば、たしかにアルツハイマー病を高い確率で疑うことができます。しかし、このような典型的な場合ですら、ありありとした幻視が時々みられれば、レビー小体型認知症も疑う必要がありますし、MRIで視床に脳梗塞が認められれば、脳血管障害の影響も検討する必要があるのです。したがって、もっとも重要な診察による所見に、神経心理検査と画像検査の所見を加味し、さらにアルツハイマー病以外の認知症を丁寧に除外してはじめて、正確なアルツハイマー病の診断が可能になります。

神経心理検査

患者さんに質問して答えてもらったり、図形を描いてもらうなどの課題（第I章扉参照）を行ない、どの認知機能がどの程度に障害されているのかを評価します。簡易な神経心理検査として、MMSE（Mini-Mental State Examination）やHDS－R（改訂長谷川式簡易知能評価スケール）がよく用いられます。

アルツハイマー病の患者さんでは覚えてもらった三つの単語を数分後に想い出せない（記憶障害）、年月日や場所に関する質問に答えられない（見当識障害）、立方体が描けない（構成障害）、計算ができない（計算障害）といった機能の低下がみられます。とくに、初期には検査の総合点よりも、失点のパターンが重要です。総合点では正常範囲の得点でも、記憶と時の見当識の項目に失点が集中していれば、アルツハイマー病の可能性を考える必要があります。

また、できないことに対して「注意して聞いてなかったから」や「今日は新聞を読んでこなかったから」と一所懸命言い訳する様子がみられることがよくあります。これを「取り繕《つくろ》い反応」と呼びますが、アルツハイマー病に特徴的な反応とされます。

図24　アルツハイマー病のSPECT画像

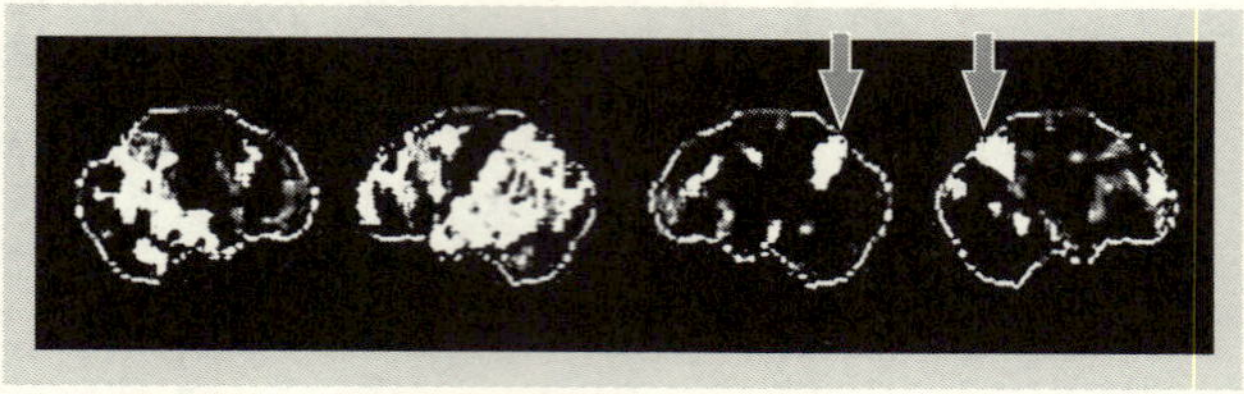

近畿大学の石井一成先生のご厚意による

左より、右横から脳をみた場合、左横から脳をみた場合、内側から右脳をみた場合、内側から左脳をみた場合、各々の血流低下部位。白く示されている部分に血流低下が認められる（矢印部分が後部帯状回）

画像検査

脳の画像検査は、アルツハイマー病に特徴的な所見を確認する目的だけではなく、正常圧水頭症や慢性硬膜下血腫、脳腫瘍、脳血管障害などの他の病気を除外するためにも必要となります。

ＣＴやＭＲＩでは病気による脳の萎縮を確認することができます。アルツハイマー病では初期には海馬を中心とした側頭葉の内側部が萎縮し（83ページ、図21）、病気が進行してくると側頭頭頂葉から脳全体に萎縮が目立つようになります。とくにＭＲＩでは、初期のアルツハイマー病にみられる海馬の軽微な萎縮も確認することが可能です。

ＳＰＥＣＴは、脳の血流を測定することで脳の働きをみる検査です。アルツハイマー病では、初期から海馬や頭頂葉、後部帯状回《たいじょうかい》と呼ばれる領域の血流低下がみられ（図24）、病気の進行とともに脳全体の血流低下が目立つようになります。CTやMRIでは脳萎縮がまだみられないごく初期のアルツハイマー病でも、脳の血流低下がすでに起こっている場合があり、SPECTは早期診断に有用な検査です。また、若年性アルツハイマー病では、記憶障害などの認知機能障害がはっきり確認できる段階でも、海馬などの脳萎縮はあまり目立たず、SPECTを撮ってはじめて広汎な脳機能の低下を確認できる場合もあるので、とくに若年性認知症の補助診断として重要な検査です。

4　治療とケア

正常と認知症の境界状態

軽度認知障害（mild cognitive impairment：MCI）とは、加齢の影響では説明のつかない認知機能の低下（記憶障害など）があるものの、MMSEやHDS-Rといったスクリーニング検査などの総合点では正常の成績であり、日常生活の支障も目立たない状態をいいます。MCIの状態にある人は、健常者と比べてアルツハイマー病などの認知症になる危険性が約一〇倍高いと報告されています。MCIは正常と認知症の境界状態と考えられ、アルツハイマー病を含めた認知症の前段階をかなり多く含んでいるとされます。このため、MCIの段階から治療や働きかけを行なうことで、認知症への移行を予防したり、認知症に移行した場合にはごく初期の段階からその進行を遅らせる可能性などが期待されています。

一方で、すべてのMCIが認知症になるわけではなく、進行がないまま長期間経過したり、再度検査すると認知機能が正常化している人もいます。こうした認知症に移行しないMCIには、軽い脳卒中やうつ病などが含まれていると考えられています。いずれにしても、MCIの状態にある人は、専門医による定期診察を受けておくことをお勧めします。

アルツハイマー病は非常にゆっくりと進行していく病気です。多くの患者さんは近時記憶障害で病気が始まりますが、その始まり、つまりMCIから認知症といえる状態への移行ははっきりとしないことが多く、特定することはしばしば困難です。

物忘れをする頻度が高くなると、家計の管理や買い物がきちんとできなくなり、社会生活に支障が出てくるようになります。この段階で、周囲が注意しておく必要があるのは、火の元の管理と自動車運転くらいです。服を選んだり、お風呂に入ったり、慣れた場所に行くことなどには支障がなく、初期の段階では日常生活には介助がいりません。ただし、見守りは必要です。例えば、複雑な調理の過程で段取りの悪さが目立ってきますので、献立に必要な材料をアドバイスしたり、下ごしらえしておく素材を指示したり、といったちょっとした見守りが重要になります。介護者にとっては、料理を代わりに作ってしまうといった直接的な介助よりも、むしろ忍耐がいることかもしれません。この時期から物盗られ妄想がみられることもあります。

ある程度病状が進行してくると日常生活に介助が必要となります。季節に合った服を自分で選ぶことができなくなり、入浴を忘れたり、嫌がるようになります。さらに進行すると、一人で服をきちんと着ることができなくなり、入浴にも介助が必要となります。尿・便失禁がみられるようにもなります。

もちろん個人差はありますが、このような経過を十分に知って、あらかじめ出現してくる症状を予測し、余裕をもって準備しておくことが大切です。

認知機能障害への薬物療法

アルツハイマー病を治したり、進行を完全に止めるような治療薬は残念ながらいまだありません。とはいえ、上手に対応すれば、その人らしい生活を長期間維持していくことが可能です。また、認知機能障害の改善や進行遅延の効果が示されているドネペジルや、精神症状の改善が期待できる薬も知られるようになってきています。主治医や介護スタッフと相談しながら、治療・ケアを工夫することが肝要です。

現在（二〇一〇年五月）、日本でアルツハイマー病の治療薬として認可されている唯一の薬がドネペジルです。アルツハイマー病の患者さんの脳内では、記憶や学習に関係するとされるアセチルコリンという物質が減少していることがわかっていました。この薬は脳内のアセチルコリン分解酵素《こうそ》を阻害することでアセチルコリンを増やし、記憶をはじめとする認知機能の改善をもたらします。明らかに記憶がよくなったと感じなくても「表情が良くなった」や「自分からすすんで草取りをするようになった」「繰り返し同じことを尋ねる回数が減った」などの変化がみられることがあります。また、この薬を飲み続けることで、飲んでいない場合と比べて病気の進行が遅くなったり、精神症状が起こりにくくなるといった報告もあります。しかし、実際にはすべての患者さんに効果が

表7　アルツハイマー病の精神症状、行動障害に対する薬の効果

薬が効く	やや薬が効く	薬が効かない
妄想 興奮 不眠	抑うつ 不安	意欲の低下 徘徊

みられるわけではありません。

ドネペジルの副作用としては、吐き気や下痢、食欲不振などの胃腸症状、頻尿《ひんにょう》ないしは尿失禁、興奮などが知られています。頻度はそれほど高くなく、飲み始めに一時的に起こるだけのことも多いのですが、かかりつけ医とよく相談しながら服用することが重要です。また、心臓に作用して脈を遅くすることがあるので、不整脈の治療を受けている方は、念のため循環器の専門医に心臓の状態を評価してもらってから飲み始めることが重要です。

精神症状、行動障害への薬物療法

アルツハイマー病でみられる精神症状や行動障害には、病気の経過の一時期だけ起こるものから比較的長く続くもの、程度の軽いものから介護に破綻をきたすほどのものまでさまざまです。さらに、症状によって薬の効きやすいものもあれば、効果がまったくないものもあります（表7）。まずは、個々の症状の性質を見極め、ケアの工夫による症状改善

を目指しますが、患者さんの苦痛と家族の介護負担の程度によっては、薬物療法を行なうこともあります。

例えば、激しい妄想やそれに伴う興奮などの精神症状を改善する薬として、抗精神病薬が用いられます。とくに、物盗られ妄想にはこうした薬が有効であることが示されています。元々は統合失調症《とうごうしっちょうしょう》という病気の幻覚や妄想を治療するために開発された薬であり、アルツハイマー病の患者さんに使用する時には、副作用が起こらないようにごく少量を投与します。ただし、これらの薬はアルツハイマー病に対しては医療保険の適応外であり、また抗精神病薬を認知症の患者さんに投薬した場合、比較的副作用が少ないといわれている非定型抗精神病薬でも死亡率が一・六－一・七倍高くなるとの報告もあります。効果と安全性を主治医と家族の間でよく検討した上で、使用する必要があります。

抑うつ状態に対しても薬物療法を行なうことがありますが、これも効果と安全性をよく検討した上で、比較的副作用の少ないSSRIやSNRI（セロトニン・ノルアドレナリン再取り込み阻害薬）といった抗うつ薬の中から選択することになります。

不安や不眠に対する治療が必要になる場合もありますが、抗不安薬や睡眠薬は、しばしばせん妄や転倒の原因になるので、可能な限り使用しません。デイサービスやデイケアで、専門のスタッフが寄り添い精神的な安定をはかったり、昼間の活動性を上げて昼夜のリズムを再構築することで対応します。それでも、症状が治まらない場合には、抗不安作用や眠気を期待できる抗うつ薬を使うことがあります。

非薬物療法

非薬物療法では、感情や運動機能など保たれている機能を介して患者さんに働きかけることにより、認知機能や身体機能の低下を防いだり、精神的な安定がもたらされます。具体的には、音楽療法、回想法、アロマセラピー、園芸療法、レクリエーションなどが行なわれていますが、患者さんの状態や性格、職業、趣味などに合わせて選択することが重要です。

例えば、農業に長く従事している方であれば、ある程度認知症が進行していても、園芸療法で効果がみられることはよくありますが、都会育ちで土いじりに興味のない方にとっては、苦痛になるだけかもしれません。同じようなことが、いわゆる脳トレーニングにもあてはまります。ごく初期の方の認知機能を維持するためには、本人が積極的に取り組める限りは有用な方法ですが、例えば構成障害によって、模写した立方体が歪み始めた方に、毎日書字訓練を続けることは虐待に近いものがあります。非薬物療法は、患者さん各々の保たれている機能と低下している機能を明らかにした上で、治療の目的をはっきりさせて実施することが重要です。

こうした非薬物療法は通常デイサービスやデイケアで行なわれていますので、早い段階から参加し、他の通所者やスタッフと馴染みの関係づくりをしておくことで、進行期にも通所を続けることが可能になり、自宅でのケアの負担を軽減することができます。また、昼夜逆転や廃用症候群の治療に、通所サービスの回数を増やしたり、ショートステイを利用することもあります。その場合、施設のスタッフには単なる見守り代行目的ではなく、症状改善が目的であることをかかりつけ医や家族からはっきりと伝えておく必要があります。

ケアのポイント

まず家族をはじめとする介護者が、起こっている症状が病気によるものであることを認識し、アルツハイマー病の正しい知識をもつことが重要です。その上で、患者さんにみられるさまざまな症状に対して適切な対応をとることが必要です。以下に、いくつかのケアのポイントを紹介します。

・患者さんの言葉や行動を病気の症状として受けとめることが大事です。患者さんは忘れていることを自覚するのが困難であり、繰り返し注意や説明をされても、記憶障害に基づく行動であれば改善しないことも多くみられます。逆に、失敗を指摘されたり、否定されたりすることにより、自尊心が傷つき、落ち込んだり、不安になったり、攻撃的になったりします。家族は、二四時間患者さんと一緒ですし、プロの介護者ではないので、苛立《いらだ》ったり、腹を立てたりすることがあるのは当然ですが、病気の症状であることをきちんと理解できているだけで、介護に余裕が出てくることも間違いありません。

・時間の感覚を保つために、カレンダーや日めくりを目立つところに置き、毎日一緒に印をつけてみましょう。デイサービスの曜日を認識したり、薬の飲み間違いを減らしたりする効果もあります。

・何かを伝える時には簡単な言葉を用い、同時に二つ三つのことを言わないようにします。ごく初期の方でも、同時に二つのことを覚えるのは、きわめて難しいことです。

・料理や家事など日常生活での失敗が増えてきますが、誰かが見守っていれば安全に行なえることは可能な限りやってもらうようにします。そうすることで、活動性や日常生活動作が維持されます。ただし前述したように、代わりに料理を作ったり、掃除をしてしまったりするよりは、むしろ介護者には忍耐を要求されることかもしれません。

・介護者が物盗られ妄想の対象となり、介護が難しい場合には、デイサービスやショートステイなどを利用し、別の人に対応してもらうことも必要となります。患者さんと主たる介護者の接触時間が減少するだけで、妄想が目立たなくなることもよくあります。

・徘徊を減らすために、部屋やトイレの場所がわかるように、入口を目立つように表示します。とくに、夜間はトイレや廊下に照明をつけて、明るくわかりやすくします。無理に徘徊を引きとめようとすると、興奮する患者さんもいますが、いったんは一緒に出かけ、しばらくしてから「そろそろ帰りましょうか」など声かけをするとスムーズに帰宅することもあります。夜間の徘徊は、ショートステイなどを利用して、集中的に昼夜逆転したリズムを元に戻すようにします。昼間であれば、自宅の近所なら自分で戻って来られる方も多いのです。

・失禁の予防にはトイレ誘導を行ないます。時間を決めたり、タイミングを見計らって誘導します。例えば徘徊が始まったり、落ち着きがなくなるといった様子が便意や尿意の徴候であることがあります。通所先のスタッフから、トイレ誘導のコツを習い、同じ時刻に家庭でも誘導してみると失敗が少なくなることもあります。

・早い段階で、安全な生活環境を整備することが重要です。火の元に関してはガス器具から電磁調理器（ＩＨ）に変更します。自動車運転は早めに中止し、運転しない生活に慣れていく必要があります。これらの環境整備は、早ければ早いほど時間的余裕もあるので、本人の自尊心を傷つけないように十分話し合いながら、準備することが可能になります。転倒を予防するために自宅内の段差をなくしたり、手すりを設置したりします。これらの環境調整には介護保険が利用できる場合もあります。

第3章　レビー小体型認知症

あまり知られていない身近な病気

レビー小体型認知症（Dementia with Lewy Bodies：DLB）という病名は聞き慣れないものかもしれませんが、実はアルツハイマー病、血管性認知症に次いで三番目に多い認知症です。このように身近な病気にもかかわらずあまり知られていないのは、この病気が発見されたのが比較的最近になってからであったのと、正しく診断されるようになったのはもっと近年になってからであったという理由によるものです。実際のところ、認知症専門医以外の医師や、認知症ケアにたずさわる人たちの間ですら、この病気に対する理解はいまだ不十分です。

図25　レビー小体型認知症患者の脳にみられる脳幹型のレビー小体と皮質型のレビー小体（HE染色）

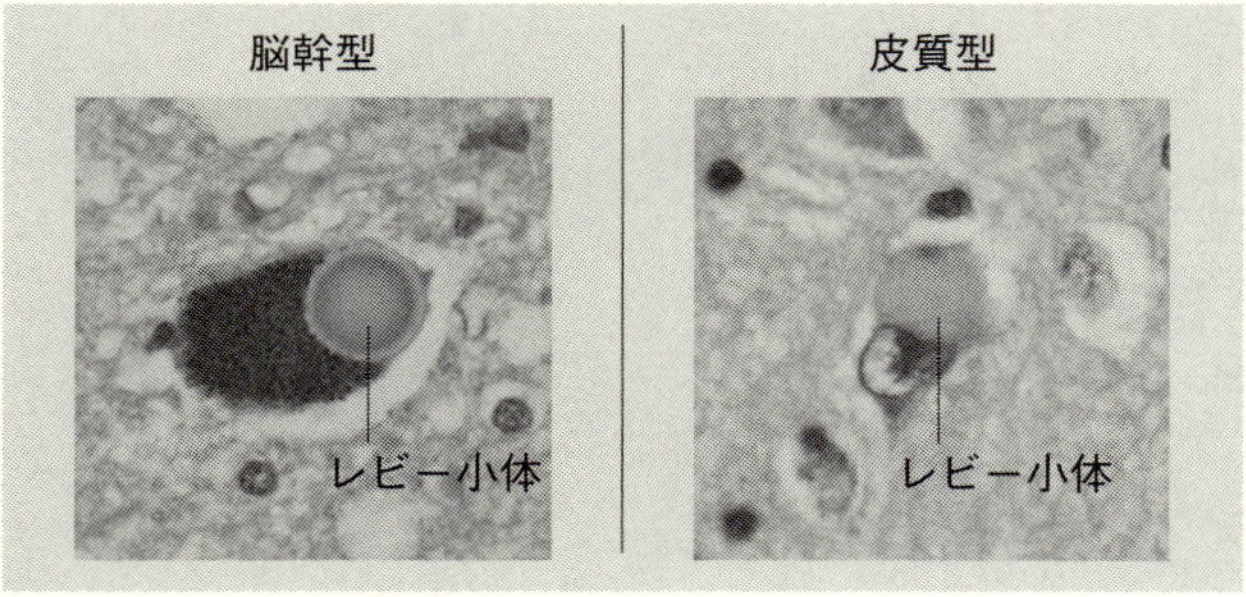

香川大学の池田研二先生のご厚意による

レビー小体型認知症の「レビー」（Lewy）は人の名前です。およそ一〇〇年前にドイツのフレデリック・レビーが、パーキンソン病患者の脳の神経細胞内に特異的にみられる封入体《ふうにゅうたい》（異常な物質が集積したもの）を発見し、以後その封入体は発見者の名前を取ってレビー小体と呼ばれるようになりました。

パーキンソン病では、脳幹にある中脳《ちゅうのう》という身体の動きを制御《せいぎょ》する役割をもつ部位の一部にこのレビー小体がみられ（図25左）、手足の震えや動作の鈍さ、歩行障害などの運動障害が緩徐に進行しますが、基本的には「認知症にはならない病気」と考えられていました。しかし、一九七六年にわが国の小阪憲司《こさかけんじ》先生により、一部の認知症患者の大脳にもレビー小体がみられる（図25右）ことが指摘されて以来、レビー小体型認知症はしだいに注目されるようになり、一九九五年になってようやく国際的に診断基準が整えられ、臨床の現場でも診断が可能となりました。

また、レビー小体はαシヌクレインと呼ばれる蛋白質から作られていることや、αシヌクレインの遺伝子異常をもつ家系ではパーキンソン病を発症することなどがわかり、αシヌクレインの異常がレビー小体型認知症の発症に関わっていることが明らかになってきました。今後レビー小体型認知症の治療薬の開発には、この蛋白質の機能解明が重要と考えられています。

高齢者に多い

レビー小体型認知症の症状は多様であり、アルツハイマー病のように記憶などの認知機能の低下から発症する方もいれば、パーキンソン病のように身体の動きの悪さから発症する方、抑うつ状態や幻覚などの精神症状から発症する方もいます。また他の認知症ではほとんどみられないような特徴的な症状もあらわれるため、適切な治療やケアを行なうためには、この病気をよく知り、症状を正しく把握することが前提となります。

レビー小体型認知症は、すべての認知症の数%から十数%程度を占めるとされています。この頻度は、かりにあるデイサービスに一〇人の認知症患者さんが通所していたとして、そのうちの一人か二人がこの病気であることになり、決して稀な病気ではありません。

男女比については、アルツハイマー病が女性に多いのに対して、この病気は男性にやや多い傾向があります。発症年齢についての詳細な報告はありませんが、六四歳以下の初老期での発症は少なく、七〇—八〇代の高齢者に多い病気と考えられています。

病気が進行する速さについては、これまでアルツハイマー病よりも速いと考えられてきましたが、最近の報告では記憶や判断能力などの認知機能が低下する速さはアルツハイマー病と大きな差はないとされています。しかし、病気が発症してから死亡するまでの期間はアルツハイマー病よりも短く、この差はレビー小体型認知症ではパーキンソン症状や自律神経障害などの身体面の症状を伴うことが原因と考えられています。

レビー小体型認知症では、ゆっくりと認知機能が低下し、アルツハイマー病とよく似たところもあります。しかし、記憶障害に加えて、以下のように、幻覚、妄想などのBPSD、パーキンソン症状などの運動障害、便秘や低血圧といった自律神経障害などきわめて多様な症状があらわれます。

1　症状と診断

変動する症状

従来アルツハイマー病などの認知症では、環境や身体の状態が変わらない限り、症状が日によって良くなったり悪くなったりすることはないとされていました。しかしレビー小体型認知症では、むしろ症状に大きな波があることが特徴とされています。とてもしっかりしていて一見して認知症がないように見える時と、これが同じ人かと目を疑いたくなるほど調子が悪くなる時があります。

例えば、デイサービスへ出かける際には認知症の存在を疑うほどしっかりしている方が、夕方帰って来る頃にはほとんど会話もできないといったことはよくあります。普通に家族と会話をしていた人が、次の瞬間に家族がわからなくなることもみられます。普段は何の支障もなく服を着ている人が、調子が悪くなるとパンツを頭からかぶるような間違いをします。一日の中で症状が変動することもあれば（通常昼間よりも夕方から夜中にかけて悪くなります）、「先月に比べて今月は調子が悪いね」といった具合に、月単位で変動することもあります。

幻　視

レビー小体型認知症の一番の特徴は幻視（存在しないものが見えること）です。幻視はレビー小体型認知症患者のおよそ七〇－八〇％にみられるとされています。幻視の内容ですが、人や動物、虫などがありありと鮮明に見えます。「男の人が部屋の隅《すみ》から黙ってこちらを見ている」「馬が部屋を横切りトイレに入っていった」のようにその内容はとても具体的です。

本人は見えていると訴えなくても、床にいる虫をつまもうとするような動作や、幻に話しかけている姿などで気付かれることもよくあります。錯視（見まちがい）も多く、ベッドの柵が蛇に見えたり、花瓶の花が犬の顔に見えたり、庭石が人の顔に見えたりします。布団が膨らんでいると中に人がいると思い込むこともよくあります。これらの症状は夕方から夜間の薄暗い時に比較的多く、不安によって強くなる傾向があります。「(周りの人には聞こえないのに）お寺の鐘が鳴っている、お客さんの話し声が聞こえる」といった幻聴や、「背中に虫が這っている」といった体感幻覚がみられることもあります。本人はこのような幻覚を実際に起こっているものと確信して家族に訴えますが、診察時に確認するとそれが幻であることを理解していることもよくあります。

このような幻視は、他の認知症には滅多にみられません。みられるとすれば、13ページで認知症と間違えやすい状態として説明した、せん妄と呼ばれる一過性の意識障害を合併している場合がほとんどです。しかし、せん妄であれば、その幻視の内容を患者さんが覚えていることはほぼありません。一方、レビー小体型認知症の場合は、翌日尋ねても半分くらいの方は前夜の幻視を想い出せるという特徴があります。私は、レビー小体型認知症を疑った場合、患者さん本人に幻視の内容をかならず尋ねて、家族が確認している症状と照らし合わせることにしています。

パーキンソン症状

レビー小体型認知症では、筋肉の動かしにくさ（受動運動時の固さ）とそれに基づく動作の鈍さ、小刻み歩行などの運動障害を初診時から半数近くの人に認めます。総じて患者さんは表情が乏しくなり、前かがみの姿勢でとぼとぼ歩きます。これらはパーキンソン病の患者さんによくみられることから、パーキンソン症状と呼ばれています。進行すると転倒事故などの危険性が増加します。パーキンソン症状が認知症より先に出る方もあれば同時に出てくる方、遅れて出てくる方などさまざまです。なお、パーキンソン症状が初期のアルツハイマー病でみられることはほとんどありません。
症状の変動と幻視、パーキンソン症状の三つはレビー小体型認知症の中核的特徴と呼ばれ、進行性の認知症にこのうちの二つ以上が認められればレビー小体型認知症と診断してよいとされています。

自律神経障害

自律神経とは、血圧や体温、内臓の働きなどを調整する神経ですが、レビー小体型認知症では、しばしばこの自律神経の障害を伴います。なかでも、起立性低血圧（寝転んでいたり座っている体勢からいきなり立ち上がった際に、急に血圧が下がる症状）による立ちくらみや失神、頑固な便秘、尿失禁などがよくみられる症状です。自律神経障害から病気が始まる人もあります。

レム睡眠行動障害などの睡眠障害

われわれは、就眠中のレム睡眠という時期に夢をみています。通常は、夢につられて行動を起こすことがないように、全身の筋肉の緊張が低下しています。マラソンをしている夢をみても、走り出すことがないのは、この仕組みが働いているからなのです。

ところが、レム睡眠行動障害は、レム睡眠の時期に筋肉の緊張がうまくゆるまないため、睡眠中に寝言を言ったり、体をばたばたと動かしたりするのです。びっくりするほど大きな声で叫んだり、横に寝ている人を叩いたりすることもあるため、家族は寝不足に悩まされます。あくまで睡眠中の行動障害であるため、目を覚ませば症状は消え、無理に目覚めさせるとたいていは夢の内容として想い出すことができます。

レビー小体型認知症では、認知症が始まる何年も前から、レム睡眠行動障害があらわれることがあり、この障害をもつ人は将来レビー小体型認知症になりやすいと考えられています。私はレビー小体型認知症を疑った場合には、「最近になって寝言が大きくなっていませんか？　あるいは、寝ている間の体の動きが激しくなっていませんか？　横で眠っているご主人（あるいは奥さん）に叩かれたり、蹴られたりしたことはありませんか？」と家族に尋ねて、レム睡眠行動障害の有無を確認するようにしています。

レビー小体型認知症では、この他にもさまざまな睡眠障害がみられます。とりわけ日中の過眠が特徴的で、夜中に十分眠っているはずなのに、昼間も何時間も眠ってしまいます。

一過性の意識障害、失神

失神を繰り返したり、あたかも昏睡《こんすい》のようにいくら刺激しても反応しないような意識障害がみられることがあります。たいていは一過性のものであり、長くても数時間で自然に回復します。しかし、失神や意識障害は、不整脈などの心臓病や一過性脳虚血発作のような脳の病気で引き起こされることもありますので、これらを確認する検査は必要です。

転びやすさ

レビー小体型認知症の人はよく転びます。起立性低血圧による立ちくらみや、パーキンソン症状によって足が出にくくなるため転倒が増えます。また、視覚認知障害や症状の変動による注意力の低下、幻視などの精神症状も転倒を引き起こす要因となっています。アルツハイマー病の一〇倍転びやすいという研究報告もあり、その意味でも早期に診断して、アルツハイマー病と区別しておく必要があります。

妄　想

夫や妻が本物そっくりの偽物《にせもの》である、二人暮らしにもかかわらずもう一人住んでいると言って三人分の食事を作る、ここは自分の家ではないからと家を出て行こうとする、テレビの映像を現実の出来事と思い込むなどの人や場所の誤認に基づく妄想（誤認妄想）が半数以上の方にみられます。また、子供が大勢来るからと夜中におやつの用意を始める、布団が動いているので妻が浮気をしていると思い込み（嫉妬妄想）、妻に暴力をふるう、といったように幻視と一体になったような妄想が特徴です。妄想が活発になると家を探して出て行こうとしたり、妻を出せと暴力におよぶこともあるため、アルツハイマー病でみられる物盗られ妄想よりも、迅速な対応が必要となる場合がしばしばあります。

抑うつ

気分が沈み悲観的になったり、意欲が低下するなどの抑うつ症状が高い確率であらわれます。13ページの図1のように、初期の認知症の中で、抑うつ症状が合併して出てくる割合は、レビー小体型認知症でもっとも高くなっています。また、認知症に先立って抑うつがみられることも稀ではありません。めまいがする、足元がふらつくといった身体の不調を中心に訴える場合もあります。通常のうつ病と比べて抗うつ薬の効果が小さく、副作用も出やすいため、治療が困難な老年期うつ病として診断されていた患者さんの中に、多くのレビー小体型認知症の初期の方が含まれていることがわかってきました。

記憶障害が軽いという特徴

認知症では記憶障害がもっとも代表的な認知機能障害ですが、レビー小体型認知症では記憶障害が軽いという特徴があります。記憶障害が重度となるアルツハイマー病では、少し病気が進むと前日の出来事を詳しく覚えていることはまずありませんが、レビー小体型認知症では、前日の幻視の内容をよく覚えています。一方で、目で見た物の形を作る能力や目で見た物の形や位置を認知する能力（視空間認知機能）が低下しやすいのが特徴です。この障害は、簡単な図形の模写ができなかったり、時計の絵が描けなかった

図26　右の見本を見ながらレビー小体型認知症の患者さんが描いた図形

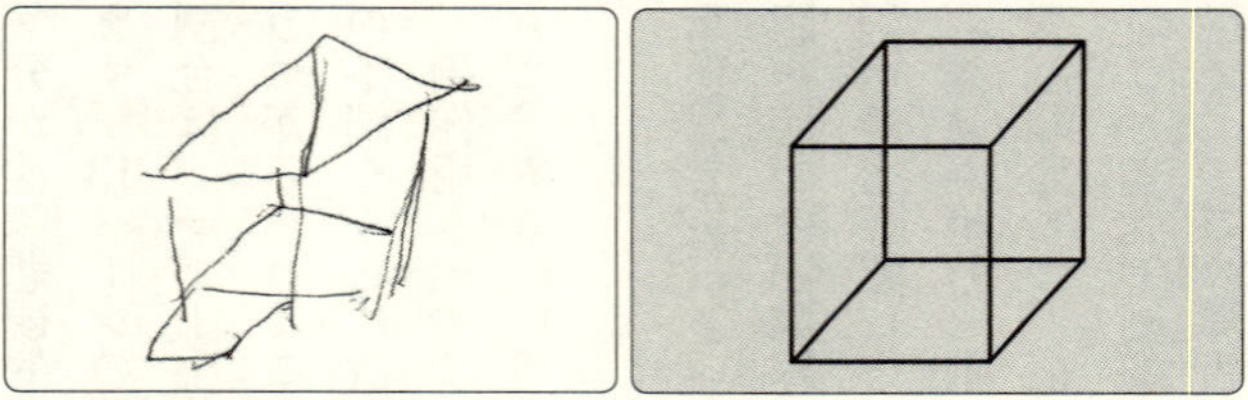

りすることで診断されます（第Ⅱ部扉、図26）。日常生活では、道に迷ったり、服の前後を間違ったりします。注意力の低下もポイントの一つで、ボーッとして反応が鈍く、質問に対してもテキパキと答えられません。会話をしていても一貫性がなく、すぐに別の話にそれてしまいます。そして、これらの症状が、先に述べたように激しく変動するということが特徴です。

補助診断に用いる画像検査

ＣＴやＭＲＩなどの脳の形を見る画像検査では、脳全体が縮んでいること（脳萎縮）以外は、アルツハイマー病でみられる海馬の萎縮のような特異的な変化は、レビー小体型認知症にはありません。そのためＣＴやＭＲＩ検査は、脳梗塞や脳出血、脳腫瘍などによって引き起こされる他の認知症と区別することが主な目的となります。

一方で脳血流を測定するＳＰＥＣＴ検査では後頭葉の血流低下

図27　レビー小体型認知症とアルツハイマー病のSPECT水平断像

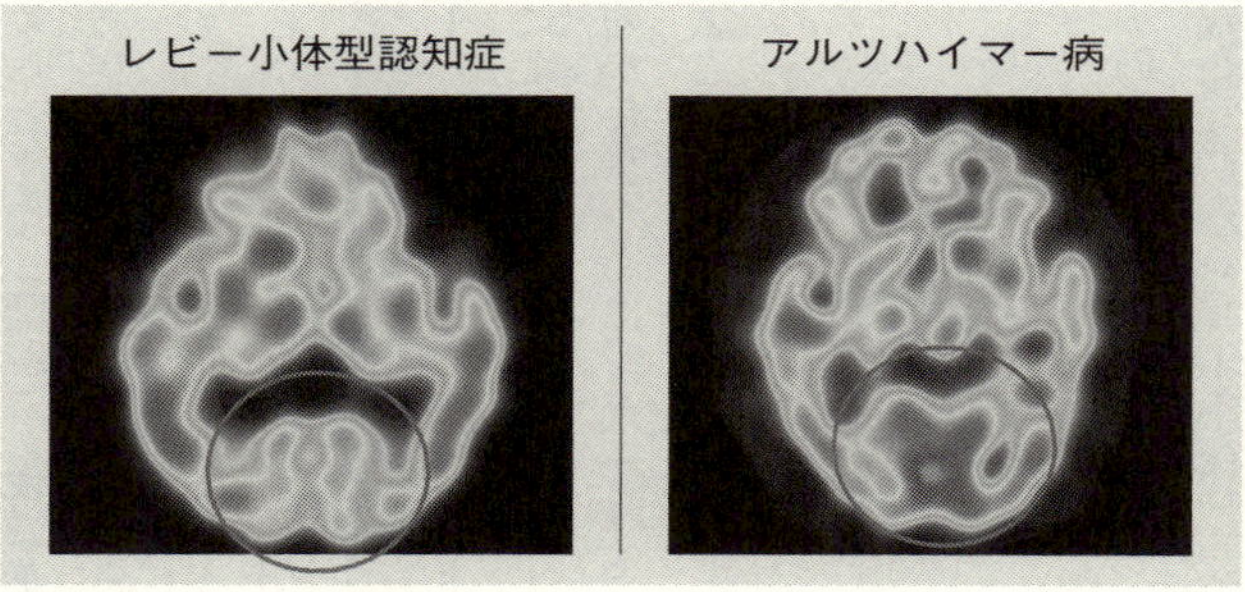

血流量が少ないほど白く示されるので、レビー小体型認知症の患者さんで後頭葉（○で囲った部分）の血流低下が目立っている様子がわかる

図28　レビー小体型認知症とアルツハイマー病のMIBG心筋交感神経シンチグラフィ画像

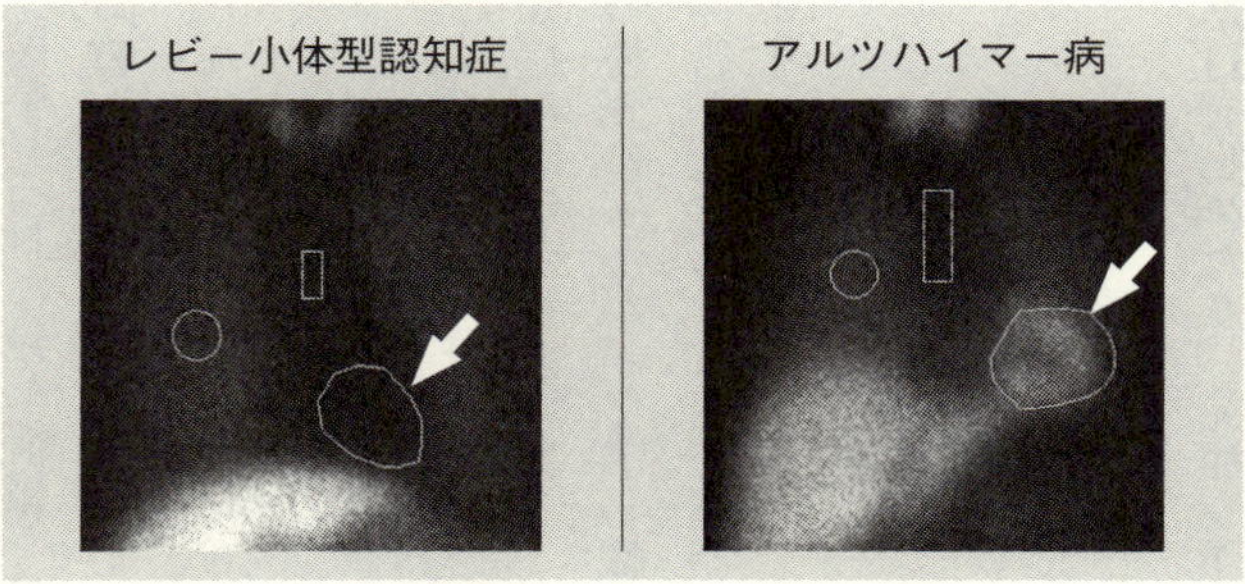

レビー小体型認知症の患者さんでは心筋（矢印部分）におけるMIBGの取り込み低下が目立つ。通常は右図⇨の部分のように、MIBGが心臓に取り込まれて白く造影されるが、自律神経の障害がある（この場合は交感神経系の問題）レビー小体型認知症ではMIBGが心臓に取り込まれず、左図⇨のように造影されない

がみられます(図27)。後頭葉は脳の後方部に位置し、目で見た情報を処理するところであり、後頭葉の機能低下と幻視や視覚認知障害との関連が考えられています。しかし、この特徴は半分程度の患者さんにしかみられないので、後頭葉の血流低下がなかったからといってレビー小体型認知症を否定できるわけではありません。

最近では、MIBG心筋交感神経シンチグラフィと呼ばれる検査で、MIBG(メタヨードベンジルグアニジン)と呼ばれる物質が心臓に取り込まれていく様子を調べることにより、レビー小体型認知症とその他の認知症の区別が可能であることがわかり、数年前からさかんに行なわれています。認知症の検査にもかかわらず心臓を調べるのは不思議と思われるかもしれませんが、自律神経障害が起こるレビー小体型認知症では、全身の多くの臓器に異常があらわれるのです(図28)。

2 治療とケア

脳内の二つの相反する状態

残念ながらレビー小体型認知症に対して、進行を止めたり、発症を予防するような根本的な治療薬は今のところありません。現在、認知機能障害に対する治療、幻覚や妄想など精神症状や行動障害に対する治療、パーキンソン症状に対する治療が行なわれていますが、レビー小体型認知症に対して用いられる薬のほとんどは保険の適応がないので、医師と本人や家族が十分に相談の上、使用を検討することが重要です。

レビー小体型認知症の中核的特徴であるパーキンソン症状は、後述するように脳内のドパミンという神経伝達物質が不足することによって引き起こされると考えられていま す。一方、幻覚や妄想はドパミンが脳内で過剰になることによって生じます。すなわち、レビー小体型認知症では、ドパミンの不足と過剰という、相反する二つの状態が脳内で同時に起こっていることになります。そのため、ドパミンを減少させることによって幻覚や妄想を治療する薬はパーキンソン症状を悪化させ、一方でドパミンを増加させるパーキンソン症状の治療薬は幻覚や妄想を悪化させます。このようにきわめて複雑な状態が症状の背景にあるため、薬の使い方はとても難しく、専門医による治療が望まれます。

薬物療法

注意の変動を基盤とする認知機能障害や幻視に対して、アルツハイマー病の治療薬であるドネペジルなどのアセチルコリン分解酵素阻害剤がよく効きます。ドネペジルの内服により、脳内でアセチルコリンという神経伝達物質が増えて、ボーッとして反応の鈍かった人が見違えるほどしっかりしたり、幻視がまったく消えてしまうことがよくあります。一方でドネペジルはパーキンソン症状や頻尿などの自律神経障害を悪化させたり、興奮を助長することがありますので、投薬は慎重に行なわなければなりません。アルツハイマー病で使用する量よりも、はるかに少量で効果があらわれ、それ以上になると副作用が出てくることもあります。現在、レビー小体型認知症に対するドネペジルの有効性と安全性を確認する全国規模の臨床試験が進行中です。

一般的に幻視や妄想、興奮などの精神症状に対しては、神経伝達物質であるドパミンが働く受容体を遮断する抗精神病薬と呼ばれる治療薬がもっとも効果があるとされています。しかしこれらの薬は、副作用としてパーキンソン症状を引き起こしやすく、元々パーキンソン症状を合併することが多いレビー小体型認知症では、ごく少量でも顕著な副作用が引き起こされます。したがってレビー小体型認知症では、どうしても使わざるを得ない場合にのみ、クエチアピン（商品名はセロクエル）といった比較的パーキンソン症状を起こしにくい薬を必要最少量で使用します。薬を飲み始めてからは、身体の動きや物の飲み込みが悪くなっていないかを注意深く観察する必要があります。

精神症状に対して、もっとも効果のある薬はドネペジルです。認知機能障害だけでなく、前述のように幻視や妄想にも著しい効果がしばしばみられます。副作用も、抗精神病薬に比べれば、程度も軽く頻度も低いです。図29は、前任地の愛媛大学での研究ですが、幻視のあるレビー小体型認知症の患者さんにドネペジルを三ヶ月投与した結果、幻視はほぼ消失し、元々低下していた後頭葉の血流が回復したという報告です。

また、子供の夜泣きや疳《かん》の虫の治療薬である抑肝散《よくかんさん》という漢方薬が、レビー小体型認知症の幻視や興奮に対して用いられ、一定の効果を上げています。身体の動きを悪くするような副作用が少なく使いやすい薬ですが、量が多く苦味もあり飲みにくいところが難点です。

パーキンソン症状のため歩くのも大変になり、寝返りもうてず、日常生活動作に支障が出ている場合は、レボドパなどのパーキンソン治療薬を使用します。パーキンソン治療薬は副作用として幻覚や妄想を引き起こすことがあるので、精神症状の悪化に注意しながら少量から開始します。

図29　ドネペジル投与により血流が増加した部位（レビー小体型認知症20例における検討）

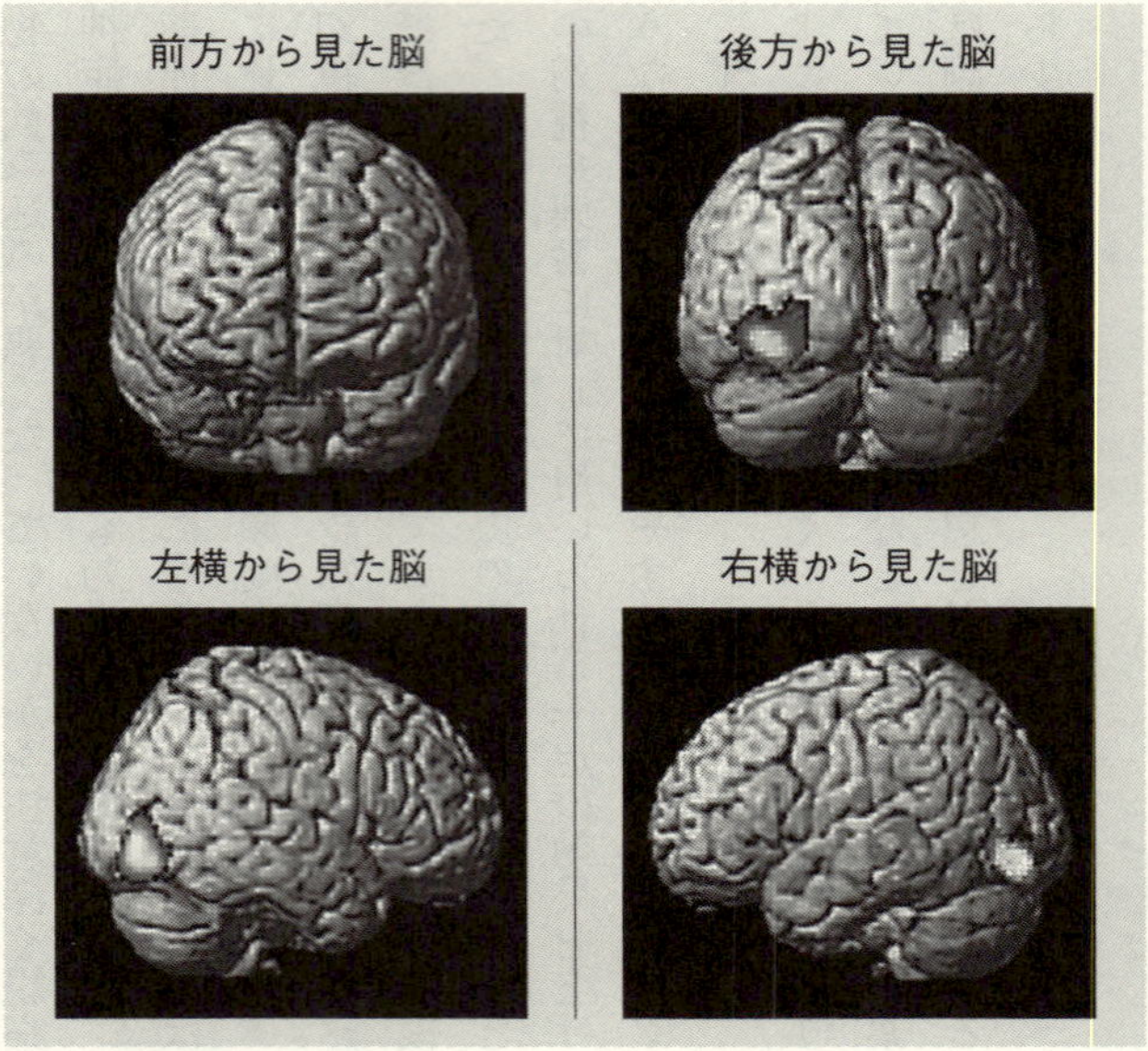

出典：Mori T *et al*, Neurology, 2006

白っぽく示されている両側後頭葉で血流が増加している様子がわかる

ケアのポイント

・これまで繰り返し述べてきましたが、レビー小体型認知症では、健常者と変わらないほどしっかりしている時と、まるで別人のようにボーッとしたり、あたかも自分だけが別世界にいるかのように行動する時があります。症状が変動することを念頭に置き、もっとも状態の悪い時を基準に考えて対応する必要があります。症状の変動に伴い、幻視や被害妄想が激しく介護者に拒否的となり、関われば関わるほど興奮し、暴言や暴力におよぶことがあります。変動により自然に改善することも多いので、介入が難しい場合はいったん距離を置き、転ばないように注意しながら、傍らで見守ることも必要です。逆に、状態がよい時には、歩行訓練を実施するなど、積極的なリハビリテーションを導入することもできます。

・幻視や錯視に対しては、「そんなものは見えない」とあからさまに否定するのではなく、いったん本人の訴えを聞き、その後本人が安心するような声かけをします。例えば、「蛇がいる」と怖がっている人には、幻視としての蛇がありありと見えているはずですから、「蛇なんかいない」と否定するのではなく、「大丈夫、蛇はもう逃げたから」と声をかけたり、家が燃えているという人には、「火はもう消したから大丈夫」

のような対応を心がけます。長いものは蛇に見え、ゴミは虫に見えたりするので、見間違いを起こしやすい物はできるだけ片付けておきます。幻視や錯視に伴う不安を和らげることが大切です。

・レビー小体型認知症の転倒は、パーキンソン症状のため身体が動きにくくなっているからだけではなく、認知機能の障害も大きく関わっています。とりわけ注意力が低下すると、ちょっとした物につまずきます。また視空間認知障害のため、床の色が変わっているとそこに段差があるものと勘違いし、段差をまたごうとしてバランスをくずすこともあります。つまずきやすい物を片付けたり、床の色を統一するといった環境調整も重要です。転倒による骨折が多いので、とにかくレビー小体型認知症の診断がつき次第、家族も含めて介護に関わる人すべてが情報を共有して転倒防止に努めることが必要です。

・便秘や起立性低血圧などの自律神経障害に対するケアも欠かせません。便秘を何日も放置すると、場合によっては腸閉塞《ちょうへいそく》を引き起こすことがあり、排便コントロールは重要です。また、立ちくらみによる転倒のリスクも高いので、立ち上がる時には注意が必要です。身体疾患に対する治療薬でも副作用が起きやすい認知症ですから、在宅で療養する場合は、積極的に訪問看護などを利用し、医療的な関わりを絶やさないことです。

・幻覚や妄想などのレビー小体型認知症の精神症状や行動障害は、昼間よりも夜中に多くみられます。昼夜が逆転し夜間不眠になると、ＢＰＳＤが激しくなります。単純ですが、夜眠るためにもっとも大切なことは、昼間に起きて活動することです。昼間に眠ってしまえば当然夜は眠れません。頑張って昼間起きているようにするだけで精神症状と行動障害が減る場合がよくあります。昼間活発に活動するためには家族の働きかけが欠かせませんが、家族ができることには限界があるので、デイサービスなどの通所型のケアサービスを活用することが重要です。朝起きてデイサービスに出かけ、日中活動し、夕方に帰宅し夜眠るという生活リズムを整えていきます。したがって、デイサービスを利用する場合、通所先で眠らないように絶えず働きかけてもらうよう、かかりつけ医や家族から担当者に伝えておくことも必要です。

・レビー小体型認知症は、アルツハイマー病と比べてもケアが難しい病気です。在宅介護サービスを最大限に利用しても、病状が介護力を上回ってしまい、家庭では安全性が保てない状況が比較的早期に訪れることも想定されます。その際には、入院や入所を積極的に考慮すべきかと思います。また、激しい幻覚や妄想は、介護者への暴力や転倒の原因になるので、迅速に入院や入所を行ない、薬物療法や介護の専門家による関わりで、家族の対応が可能な程度に治療して、在宅での介護を再開するといった決断が必要になる場合もあります。

第4章　前頭側頭葉変性症

若年性認知症の代表

前頭側頭葉変性症（Frontotemporal Lobar Degeneration : FTLD）は比較的新しく分類された認知症の一つですが、その中心は従来からピック病と呼ばれてきた病気です。類縁の三つの認知症が含まれますが、それぞれ主として冒《おか》される脳の部位が異なり（図30）、その症状も、行動の障害が強く出る前頭側頭型認知症（Frontotemporal Dementia : FTD）、言葉の障害と行動の障害の両方が強く出る意味性認知症（Semantic Dementia : SD）、言葉の障害のみが強く出ることの多い進行性非流暢性失語（Progressive non-fluent Aphasia : PA）という違いがあります。

前頭側頭葉変性症は、アルツハイマー病やレビー小体型認知症と同様、脳の変性（神経細胞が進行性に減少する）によって認知症が起こってくる病気ですが、脳の前方部の機能が低下するため、後方部を中心に機能が低下してくるアルツハイマー病やレビー小体型認知症と症状がまったく異なります。また、その多くが六四歳以下に発症する若年性認知症であることも特徴の一つです。ここでは、前頭側頭型認知症を中心に解説してみます。

前頭側頭型認知症では、初期には物忘れが目立たず、パターン化した行動に固執《こしつ》する常同行動や過食などの食行動異常が初発症状であることが多いので、しばしば統合失調症や躁うつ病、人格障害などの精神疾患と間違われることがあります。また意味性認知症では言葉の意味がわからなくなったり、人の顔がわからなくなったりする症状が、一見物忘れが起こっているかのように見えるため、アルツハイマー病と間違われていることもしばしばあります。一方、アルツハイマー病や血管性認知症であるのに、行動面での問題が少し目立ち始めると、前頭側頭型認知症と診断してしまう過剰診断も時々みられます。

前頭側頭葉変性症の代表である前頭側頭型認知症で主に障害されるのは、前頭葉と呼

図30　前頭側頭葉変性症の種類と脳萎縮の分類

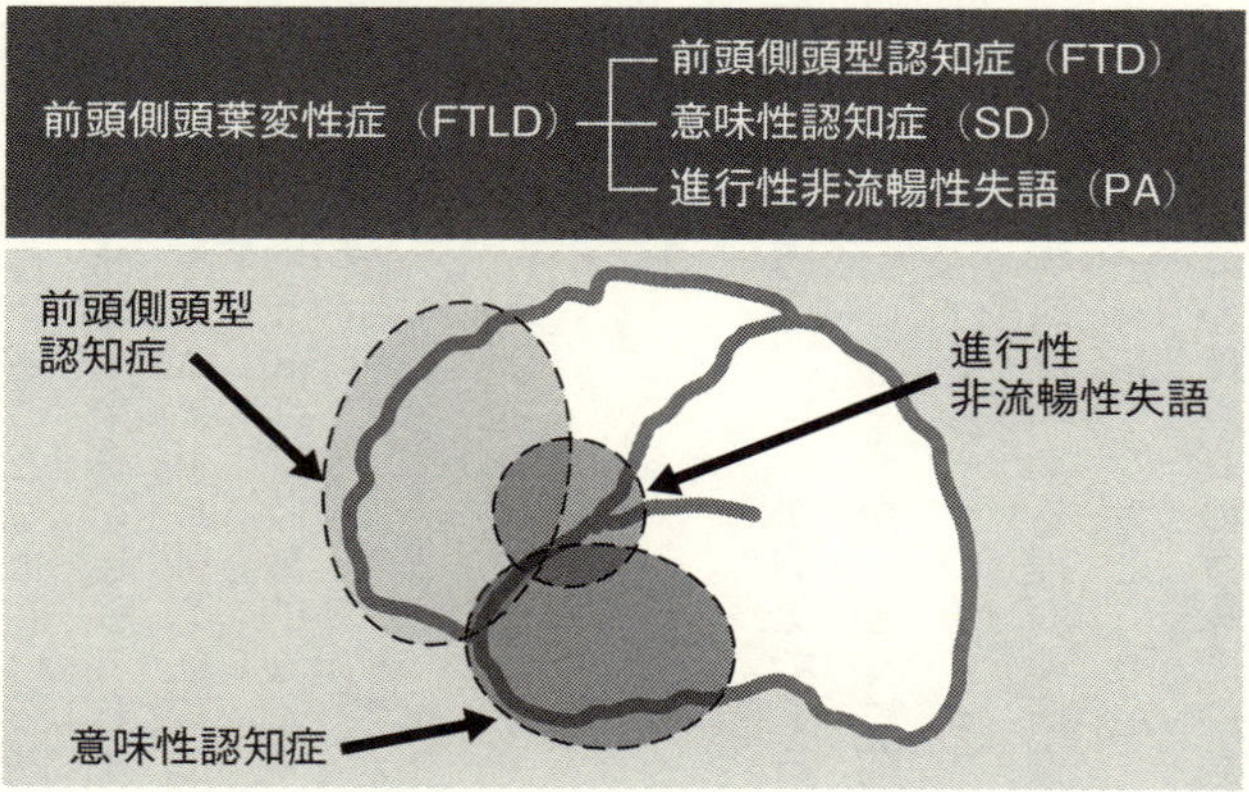

ばれる脳の前の部分です（図30）。前頭葉は、脳の後方部から入ってくる外界や体内の情報に基づく反射的あるいは本能的な衝動を抑制し理性的にふるまったり、他人の気持ちを推《お》し量《はか》ったり、ものごとを計画・実行したり、ものごとに対する興味や関心を維持したりする機能などをつかさどる場所です。前頭側頭型認知症では、この前頭葉の機能が低下し、さまざまな精神症状や行動障害が出現します。

前頭側頭葉変性症の診断には、これから述べるような特徴的な行動や言語の症状を正確に捉える必要があります。しかし行動の問題は診察場面だけでは十分に把握することができないため、実際には家族から正確な情報を聞き取ることがたいへん重要になります。また、保たれている機能に注目することも正しい診断につながります。例えば、アルツハイマー病でみられる、数分前の出来事を忘れてしまうような近時記憶の障害が前頭側頭葉変性症で初期から目立つことはまずありませんし、アルツハイマー病で頻繁に起こる物盗られ妄想やレビー小体型認知症に特徴的な幻視が認められることもありません。血管性認知症やレビー小体型認知症のように、初期から動作が緩慢《かんまん》になることもありません。

1　症状と診断

病識の欠如

病識というのは、自分が病気であることを自覚できる能力です。ほとんどの認知症で病識は低下していきますが、とくに前頭側頭型認知症では病気の初期より病識が欠如するため、しばしば受診やデイサービスの利用などが困難になります。意味性認知症と進行性非流暢性失語は、ある程度の病識を有しているのではないかと感じられますが、病識は言語障害に対しての訴えに限定され、また自分が認知症になってしまったという理解、深刻な悩みを伴う真の意味での病識は失われています。すなわち、日用品や食品を見ても名前を言うことができず、その名前を聞いても意味がわからなくなったり、なめらかに話すことができなくなったりする言語障害によって起こってくる生活上の影響についての理解などは乏しくなっています。

無関心、意欲の低下

病気の比較的初期の段階から意欲の低下が認められます。身だしなみを気にしなくなり、お風呂に入らなくても、服が汚れていても平気になります。周囲への配慮もなくなり、奥さんが風邪で寝込んでいても気にせず食事の用意をするように命じたりします。本人に悪気はまったくないのですが、万引きや信号無視など社会のルールが守れなくなることが多いのは、周囲の反応や自分の行為の結果に対しても無関心になっていることが背景にあると考えられます。

意欲の低下は、ほとんどの認知症でみられる重要な精神症状で（57ページ、図13参照）、血管性認知症においても初期からみられる主要な症状の一つですが、前頭側頭型認知症の病初期にはこれから説明する常同行動や落ち着きのなさと共存してみられることが多く、例えば昼寝をしているかと思うと突然散歩に出かけていきます。声をかけないと一日中同じ場所でじっとしている血管性認知症の意欲の低下とは趣《おもむき》が異なります。病気が進行するにつれ、しだいに意欲や自発性の低下が顕著になっていき、ケアのポイントも行動障害への対応から活動性の維持へと移っていきます。家の仕事などをしなくなり、ボーっとして過ごすことが多くなりますが、症状が進んでも自分がこだわっていることにはとても熱心です。

常同行動

日常生活において初期からもっとも目につき、アルツハイマー病などの他の認知症との区別にも役立つ症状です（62ページ、図15参照）。何キロもの同じコースを一日に何度も歩き回るという「繰り返しの散歩」（常同的周遊）が多くの患者さんでみられます。冬でも真っ黒に日焼けするほど歩いていることもあります。この散歩の途中で次に述べる万引きや盗み食いが起こり、社会的なトラブルになることがあります。しかし、前頭側頭型認知症では記憶の障害や視空間認知機能の低下がみられないので、病気がかなり進行するまでこの散歩中に道に迷う心配はありません。

同じものばかりを好んで食べるようになるといった食事の繰り返し行動や、同じ内容の話や同じ言葉を前後の脈絡に関係なく話し続けるといった言葉の繰り返し行動（滞続言語）も出現します。食事や散歩などの日々の行動を毎日寸分たがわず同じ時刻に実施しようとするなど、列車の時刻表を思わせるような生活パターン（時刻表的生活）となることもあります。

ある前頭側頭型認知症の患者さんは、デジタル時計が六時三〇分になると起床し、七時ちょうどから朝食を作り始め、七時三〇分ちょうどにテレビをつけてNHKのニュースを見て、八時三〇分にはテレビを消して、九時から決まったスーパーに出かけて、決まったジュースや饅頭を決まったレジで買い求めてくる生活を毎日繰り返していました。

病状が進行すると膝を手で擦り続けたり、手をパチパチと叩いたりするような単純な繰り返し動作がみられるようになります。

反社会的な行動、抑制のはずれた行動

気のおもむくまま、周囲を気にしないといった「わが道を行く行動」が出現します。具体的には他者への配慮や礼儀が失われ、社会的なルールが守れなくなり、万引きや窃盗、盗み食いなどの抑制のはずれた行動がしばしばあらわれます。例えば、毎日決まった商店の菓子売り場で、堂々と包みを開けて饅頭をその場で食べて、支払いをせずに立ち去ろうとしたりします。悪気はないので、注意されても平然としています。同じスーパーで五〇〇〇円ほどの干物などの万引きを繰り返し、一三回目に裁判官がおかしいと気付いて、はじめて精神鑑定にまわってきた独り暮らしの前頭側頭型認知症の患者さんを経験したこともあります。

ピック病と呼ばれていた時代から、前頭側頭型認知症の患者さんは暴力的であると書かれている本もありましたが、暴力が出現するのは、先に述べた常同行動、とくに厳格に固定された時刻表的生活パターンを遮ろうとした時が多く、常にみられるわけではありません。

病状が進み、自発性の低下が強くなると何もせずじっとしていることが増えるため、抑制のはずれた行動も自然に目立たなくなります。

食行動異常

常同行動と並んで、食行動異常はアルツハイマー病など他の認知症と鑑別するためにも重要な症状です。机の上に食べ物が置いてあれば、あるだけ食べてしまう過食や、食

図31　原因疾患別に示した食行動異常の頻度

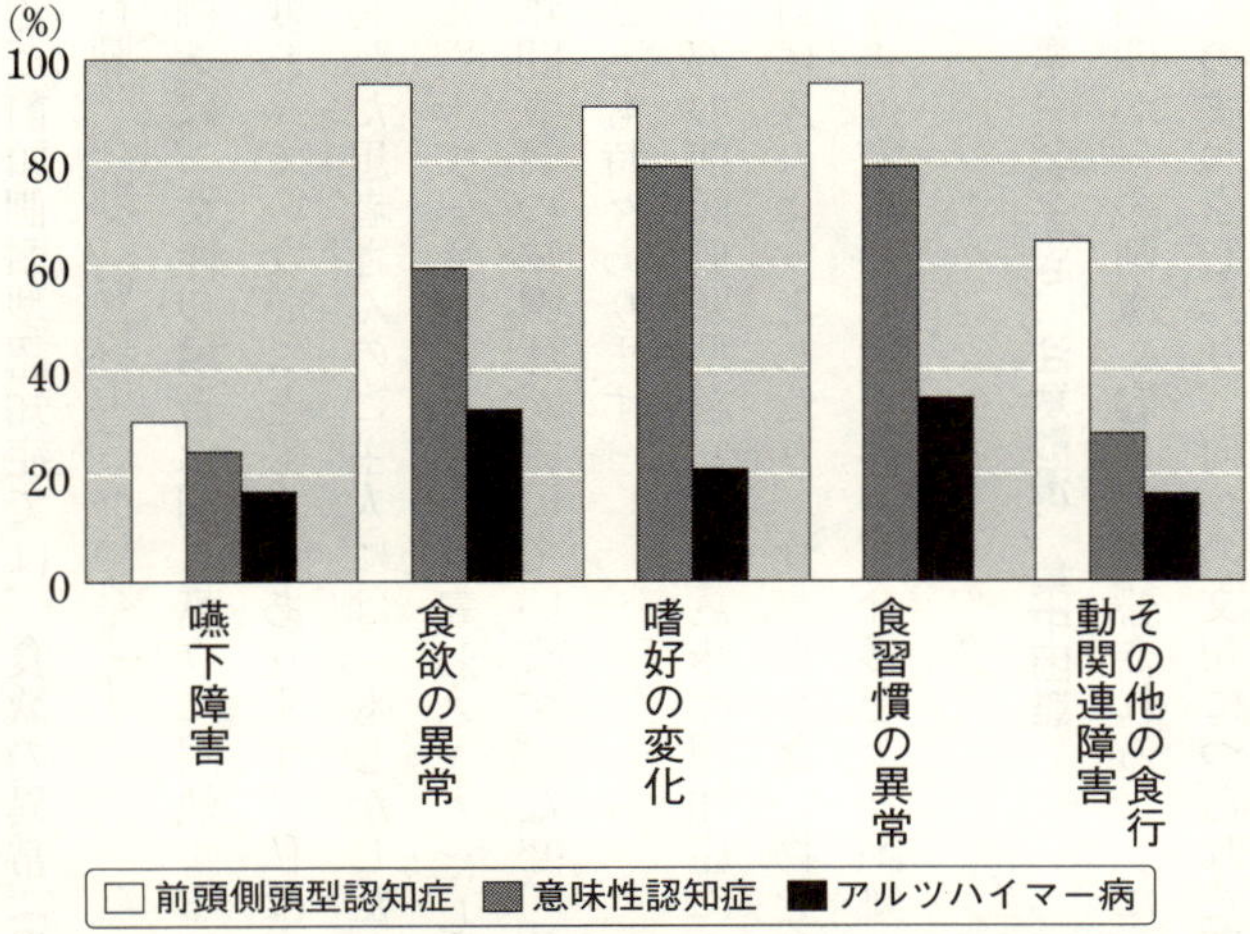

イギリス、ケンブリッジ大学神経科専門外来通院中の各認知症にみられた食行動異常

出典：Ikeda M *et al*, J Neurol Neurosurg Psychiatry, 2002

事の好みが甘いものや味の濃いものへ変わるといった嗜好の変化が初期からみられます。繰り返し行動と関連して、決まった少品目の食品や料理にこだわり、毎日同じものばかり食べるようになります(常同的食行動)。チョコレートや饅頭、アイスクリーム、清涼飲料水などを繰り返しかつ大量に摂取《せっしゅ》するため、肥満や糖尿病などにならないよう注意が必要になります。図31のように、前頭側頭型認知症や意味性認知症ではアルツハイマー病と比べて、これらの食行動異常がたいへん高頻度に起こります。

とくに前頭側頭型認知症では、食欲の異常（過食）、嗜好の変化、食習慣の異常（常同的食行動）が九〇％以上にみられます。

例えば、女性の場合は同じ献立に固執する例が多くみられます。味噌汁の具が、一年間変わっていないこともよくあります。私は、はじめて診察に訪れ前頭側頭型認知症が疑われた患者さんのご主人には「もしかしたら、奥さんの作る味噌汁の具は、いつも同じになっていませんか？」と尋ねるようにしています。すると、「そう言われてみれば、一年間豆腐の味噌汁が続いています。なぜ、他人の家のことがわかるのです」と驚かれることも時々あります。

一部の前頭側頭型認知症や意味性認知症にみられる食行動異常関連行動として、何でも口に入れようとしたり、食べられない物を食べてしまう異食があります。これらの行動障害は窒息の危険を伴い、介護をより困難にします。

影響されやすさ、注意散漫、集中困難

周囲からの刺激に容易に影響されるようになります。日常生活では、目の前の人のしぐさのまねをしたり、何かの文句につられて即座に歌を歌いだしたり、目に入った看板の文字をいちいち読み上げるといった行動がみられることがあります。目に入った道具などを自動的に使ってしまうといった症状の背景にも、この刺激に対する影響されやすさがあると考えられています。電車で通院されていた患者さんの奥さんが、「駅に停車するたびに、大声で看板の駅名を読み上げるので、恥ずかしくて、恥ずかしくて」と言って、みずからの運転による通院に切り替えたこともありました。

また落ち着きがなくなり、一つの行為を続けられなくなります。診察や介護の現場では、何の断りもなく突然その場から立ち去ってしまう「立ち去り行動」がみられ、介護上の問題になります。

言葉の症状

前頭側頭葉変性症の三つのグループのうち、前頭葉が主に障害される前頭側頭型認知症に比べ、残りの二つのグループでは言葉の症状が目立ちます。

側頭葉と呼ばれる脳の横の部分の前方が主に障害される意味性認知症においては、語義失語と呼ばれる言葉の症状が出現します。物の名前が出てこなくなるだけではなく、言葉の意味がわからなくなり、物の名前を聞いてもその意味がわかりません。また文字の読み間違いも多くなります。

診察時に「利き手はどちらですか?」と尋ねても、「利き手ってなんですか?」と聞き返してきたり、「海老」という漢字を読んでもらうと「かいろう」と答えたりします。言葉の意味がわからないところは、「あれ」や「それ」で補いながら普通に話ができるため、通常の日常会話ではまったく異常に気付かれないことがよくあります。

進行性非流暢性失語は話そうとする言葉がなめらかに発音できないといった症状で始まり、しだいに言葉や文章の意味の理解も悪くなってきます。この進行性非流暢性失語においては言葉の症状に比べ、そのほかの認知症の症状はあまり目立ちません。また行動の障害も軽度です。

2　治療とケア

前頭側頭型認知症はこれまで述べてきたような精神症状や行動面での特徴があるため、家族や周囲の対応がとても難しい認知症です。多様な精神症状と行動障害が同時に出現する点が際立っており、そのため周囲はどのように対応すればよいのかわからず、しばしば混乱してしまいます。しかし症状の特徴をよく理解して治療やケアを行なえば、患者さんや家族のＱＯＬを損なうことなく、介護の負担を軽減させることができます。

行動障害に対する薬物療法

病気そのものの進行を止めたり、遅らせたり、予防したりすることが可能な薬は、他の認知症と同様まだ開発されていません。したがって今のところは精神症状や行動障害に対して、症状を和らげる対症療法が薬物治療の中心となります。

今までは前頭側頭型認知症の患者さんが示すさまざまな精神症状や行動障害に対して、患者さんを落ち着かせる目的で抗精神病薬などの投与が行なわれてきました。しかし、最近になって抗うつ薬の一つであるＳＳＲＩが前頭側頭型認知症や意味性認知症の常同行動（62ページ、**図15**）や食行動の異常（137ページ、**図31**）に効果があることがわかってきました。

前頭側頭葉変性症では、脳内の神経から神経へと情報を伝える役目を担っている神経伝達物質の中で、セロトニンという物質が減っていきます。また病気は異なりますが、行為の繰り返しにこだわってしまう強迫性障害や若い過食症の患者さんに対して、セロトニンを増やす働きのあるSSRIがある程度の効果を示すことも明らかになっています。したがって、脳内でセロトニンが減少している前頭側頭葉変性症の患者さんが呈する常同行動や過食に対してSSRIを用いることは、理にかなった治療方法ということができます。半分以上の患者さんにある程度の効果が期待できますが、薬物療法を単独で実施するのではなく、後述するような非薬物的なアプローチと組み合わせて用いることで、より大きな効果が期待できます。

言語療法、飲み込みの訓練

意味性認知症の患者さんでは、言葉の意味をつかさどる側頭葉の前方がまず障害を受けます。そのため初期には言葉の障害が目立ちます。物の名前が言えず、名前を聞いてもその言葉の意味がわからなくなる語義失語という状態です。残念ながら、この症状は少しずつ進行していきますが、初期であれば言葉を繰り返し練習することにより、言葉が失われていく速度を遅らせることができます。脳梗塞による失語症患者のリハビリテーションのような、失われた言葉を再び取り戻す訓練ではなく、保たれている言葉を少しでも長く維持し続ける訓練がポイントです。この練習を日課として毎日の生活に組み込むことができれば、患者さんがみずからすすんで訓練に取り組むようになることもあります。

また、とくに進行性非流暢性失語の患者さんでは、病気の進行に伴って、食べ物や唾《だ》液《えき》の飲み込みが難しくなってくることがあります。飲み込みに失敗すると、肺炎や窒息などを起こすこともありますので、早めに医師や看護師、言語聴覚士に相談することが必要です。

行動障害に対する非薬物療法

前頭側頭葉変性症では、アルツハイマー病とは違い初期には近時記憶は保たれているため、デイサービスやデイケアなどにおいて固定されたプログラムを覚えることが可能であり、場所やスタッフに対する馴染みの関係をつくることができます。したがって、少なくとも利用開始当初は同じスタッフが同じ場所で対応することが重要です。

また前頭側頭葉変性症の患者さんは知覚や運動機能、空間を把握したり物品を操作したりする能力がある程度保たれているため、運動技能や知覚技能を用いた作業が向いています。例えば、編み物、カラオケ、絵画（第Ⅲ部扉参照）、ジグソーパズルといった体で覚えるようなリハビリテーションを行なうことによって、患者さんは精神的に落ち着き、自宅でも同様の作業に取り組みながら穏やかに過ごせるようになることもしばしばあります。

このように前頭側頭葉変性症の非薬物療法では、保たれている機能を把握し利用することが重要ですが、行動障害を逆に利用するような行動療法的なアプローチも欠かせません。前頭側頭型認知症や意味性認知症の患者さんで初期から起こりやすい常同行動をその患者さんの生活に適した方向に利用する方法も効果的です。例えば、男性の患者さんの病気が進行すると、入浴拒否がしばしば家庭での介護を破綻させます。何ヶ月も風呂に入ろうとせず、若い患者さんの場合は奥さん一人の力ではとても介助することができません。そこで、病気のごく初期から、すなわち自分で入浴の準備もできるし風呂も沸かすこともできる段階から、決まった曜日にデイサービスに出かけて入浴して帰ってくる習慣をつけておくのです。そうすると、病気が進行してもこのような習慣は失われず、患者さんはデイサービス利用時に当然のことのように自分から入浴を済ませて帰宅します。

デイサービスやデイケアでの作業導入時にも、この常同行動を利用します。この場合、少しずつ単純な作業から複雑な作業へと段階的にアプローチを行なうことや毎日同じ時刻に作業を開始するといった工夫が、新しい常同行動を定着させていくために大切になります。編み物やカラオケなど本人の趣味を常同行動に利用した場合は、定着は比較的容易になります。したがって、患者さんの昔の仕事や趣味、嗜好を前もって調べておくことが重要です。

また、デイサービスやデイケアなどの集団活動が難しくなる「立ち去り行動」の強い患者の場合は、患者さんのもつ「影響されやすさ」を利用して、立ち去り行動を防ぎます。すなわち作業活動への導入場面では、すぐに取り掛かれるように道具の準備をしておき、見えやすいところに置かれた道具にうまく注意を向けるようにします。そうすると影響されやすさから自然に道具を使い始め、作業活動への導入が容易になります。また、作業活動の途中に立ち去り行動がみられた時は、スタッフがそばにいて道具を手渡したりすることによって注意を向け、作業活動を促《うなが》します。言語による指示や無理な誘導ではかえって立ち去り行動を引き起こしてしまうので、注意を引きつけて影響されやすさを利用しながら自然な形で作業活動を促すようなアプローチが有効です。

万引きや危険行為などの周囲や本人に大きな不利益をもたらすような行動が「繰り返

し行動」になってしまっている患者さんでは、短期間の入院や入所が有効なこともあります。この場合、入院・入所中に問題のある常同行動を患者さんの生活に合った常同行動へと変えてゆき、それを退院後も継続させることが目標になります。例えば、毎日決まった時刻に外出して人の庭に入り込んで盆栽を盗ってしまうことが問題となった患者さんでは、入院中に本人の趣味であった編み物や写経《しゃきょう》などをその時刻に繰り返して練習させることで別の生活パターンを構築し、そのパターンを退院後も自宅やデイサービスで維持することができました。

前頭葉の機能が全般的に低下してくると、意欲の低下（アパシー）が生活上の大きな支障になってきます。例えば、お箸《はし》やスプーンで食べ物を口に運んだり飲み込んだりする意欲さえ乏しくなり、家族が付きっきりで促しても一回の食事に二時間もかかるようになることがあります。このような場合にも短期間の入院を利用し作業療法士や看護師による専門的な関わりにより、再び摂食が自立することもあります。

ケアのポイント

・前頭側頭型認知症の患者さんは、「わが道を行く行動」のため、デイサービスなどにおける集団活動や施設での集団生活になかなか馴染むことができません。また、それぞれの常同行動によってパターン化された生活を送っているため、新たな習慣として、患者さんにデイサービスやデイケアなどの通所による介護を導入することは大変な忍耐と工夫を要する作業です。しかし患者さんがデイサービスやデイケアに定期的に通所するようになれば、社会的なトラブルが減るだけでなく、自発性の低下を予防することができ、家族の介護負担は著しく軽減されます。患者さんの生活があまりパターン化されていない初期の段階から、デイサービスの利用を開始しておくことが重要です。

• 実際のケアの場面では、常同行動を遮ると、突然興奮を誘発してしまうことがあります。例えば施設や病棟などの食堂で決まった椅子に座る習慣ができあがってしまうと、この決まった椅子に他の患者さんが座ってしまった場合、突き飛ばしたり殴りつけたりしてしまうことがあります。施設での食事の際に、前頭側頭型認知症の患者さんの指定席に他の利用者が座らないように注意しておくだけで、このような事故は防ぐことができます。

• 図32は、愛媛大学や熊本大学外来通院中の意味性認知症の患者さんに、「宿題」として自宅で記入してもらっている日課表です。書字能力を維持するリハビリテーションの目的だけではなく、社会的トラブルになりそうな常同行動の形成を早めに見つけたり、意欲の低下により生活内容が乏しくなりつつあることをチェックしたりすることにより、在宅でのケアに役立てています。

いずれにしても、大切なことは家族や介護スタッフがこの前頭側頭葉変性症という病気の特徴をよく理解することです。保たれている記憶や運動機能を上手に活用し、「影響のされやすさ」や常同行動といった行動障害を逆に利用することが、

図32　愛媛大学医学部附属病院の外来に通院していた意味性認知症の患者さんの「宿題」

2003年	4/13	4/14	4/15	4/16	4/17	4/18	4/19
	日	月	火	水	木	金	土
4:00	7:00 起きる	7:00 起きる	7:00 起きる	7:00 起きる	7:00 起きる	7:00 起きる	7:00 起きる
5:00	7:45 朝ごはん	7:40 朝ごはん	7:40 朝ごはん	7:40 朝ごはん	7:45 新聞みる	7:40 朝ごはん	7:40 リハビリ
朝 6:00				8:30 リハビリ	8:35 朝ごはん	8:20 リハビリ	
7:00	8:30 リハビリ	8:30 リハビリ	8:30 リハビリ				8:20 朝ごはん
8:00	9:10 新聞みる	9:30 新聞みる	9:30 新聞みる	9:10 車でのせていってくれました	9:20 リハビリ	9:00 新聞みる	9:15 車でのせていってくれました
9:00							
10:00	10:00 ジグソーパズル	11:00 昼ごはん	10:30 テレビみる		10:00 ジグソーパズル チャレンジしてみる	10:00 ジグソーパズル チャレンジしてみる	
11:00	チャレンジしてみる	11:30 車で行く		[redacted]病院			[redacted]病院
昼 12:00	12:30 昼ごはん		12:20 昼ごはん		12:30 昼ごはん	12:20 昼ごはん	
1:00		[redacted]病院	1:30 3:00 ねる			1:30 3:00 ねる	
2:00	1:30 3:00 ねる			4:30 車で帰らせてくれました	1:30 3:00 ねる		4:30 車で帰らせてくれました
3:00		4:00 車で帰る	3:30 ジグソーパズル チャレンジしてみる			3:30 ジグソーパズル チャレンジしてみる	
4:00	3:30 ジグソーパズル チャレンジしてみる	4:30 ジグソーパズル チャレンジしてみる		5:00 新聞みる	3:30 ジグソーパズル チャレンジしてみる		5:00 新聞みる
夕 5:00							
6:00	6:00 テレビみる	6:00 テレビみる	6:00 テレビみる	6:00 テレビみる	6:00 テレビみる	6:00 テレビみる	6:00 テレビみる
7:00	7:00 晩ごはん	7:20 晩ごはん	6:40 晩ごはん	7:30 晩ごはん		7:20 晩ごはん	7:00 晩ごはん
8:00					7:00 晩ごはん		
夜 9:00	8:45 風呂に入る	9:00 風呂に入る	7:20 テレビみる	9:00 風呂に入る	8:45 風呂に入る	9:00 風呂に入る	8:45 風呂に入る
10:00	テレビみる	テレビみる		テレビみる	テレビみる	テレビみる	テレビみる
11:00	11:30 ねる	11:30 ねる	11:30 ねる	11:30 ねる	11:30 ねる	11:30 ねる	11:30 ねる

患者さんのＱＯＬを維持し介護の上での負担を軽減することにつながります。病気の理解がよりよい介護への取り組み方を示してくれることになります。

Ⅲ　認知症医療のこれから

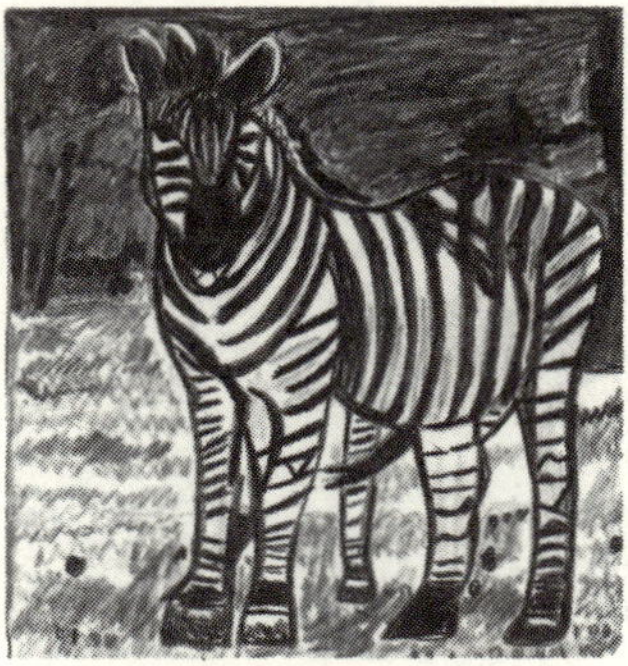

前頭側頭葉変性症の患者さんの絵

第1章　若年性認知症

急がれる実態把握

医学的には、四五歳以上六四歳以下を初老期認知症、四四歳以下を若年期認知症と呼ぶことが多かったのですが、最近では両者をまとめて、六四歳以下に発症した認知症を若年性認知症と呼ぶようになっています。若年性認知症は、六四歳以下、すなわち四〇代、五〇代といった社会的に重要な役割を担う年代に発症するため、本人の苦痛のみならず、介護の負担、経済的な困窮、子孫への遺伝の可能性など、老年期（六五歳以上）の認知症以上に、家族にもきわめて深刻な結果をもたらす認知症のグループです（表8）。

表8　若年性認知症の特徴

若年性認知症	64歳以下に発症 若年期認知症：18歳以降44歳までに発症 初老期認知症：45歳以降64歳までに発症

特徴：男性にやや多い
原因疾患が多様である
老年期発症の認知症と比べると、原因疾患の割合が異なる
専門外来受診までに時間がかかる

表9　若年性認知症の原因疾患

治療の可能な疾患	• 慢性硬膜下血腫、正常圧水頭症、脳腫瘍などの外科的疾患 • 甲状腺機能低下症などの内分泌疾患、ビタミン欠乏症などの代謝性疾患 • 脳炎、髄膜炎などの炎症性疾患 • 神経梅毒 • 廃用症候群
予防が重要な疾患	• 多発性ラクナ梗塞、脳出血、ビンスワンガー病などの脳血管障害
根本的な治療が困難な疾患	• アルツハイマー病、レビー小体型認知症、前頭側頭葉変性症などの変性性疾患、頭部外傷、HIV脳症、脊髄小脳変性症、ハンチントン病、進行性核上性麻痺、皮質基底核変性症

わが国では、高齢者の認知症対策は介護保険制度の普及とともに、在宅・施設ともに充実しつつありますが、一方で若年性認知症については、その実態すらほとんど把握されてきませんでした。

二〇〇六年から三年間にわたって、厚生労働省の研究事業として熊本県を含む五つの県などで若年性認知症の実態調査が行なわれました。その結果、一八－六四歳の人口、一〇万人に対して、若年性認知症の患者数は四七・六人（男性五七・九人、女性三六・七人）で、男性に一・五倍以上多いという結果でした。原因疾患として、もっとも頻度が高かったのは血管性認知症（三九・八%）で、アルツハイマー病（二五・四%）、（頭部）外傷性認知症（七・七%）、前頭側頭葉変性症（三・七%）、その他が二三・五%という順番でした。また地域、専門外来ともに脊髄小脳変性症、ハンチントン病、脳腫瘍など多様な疾患が原因となっていることも若年性認知症の特徴といえます（表9）。診断が難しい稀な病気も多数含まれているので、一度は専門外来を受診し、正しい診断を受けることが必要だと思われます。

診断がつくまで——Aさんの場合

愛媛大学医学部附属病院専門外来における若年性認知症（一八五人）と老年期認知症（四八三人）の比較では、認知症が発症してから診断がつくまでの期間は、前者が平均五九・六ヶ月、後者が三五・七ヶ月で若年性認知症患者群がたいへん長くなっていることが明らかになりました。これは、若年性認知症に多く含まれる前頭側頭葉変性症の診断が遅れたことが主な原因であると考えられています。実際、前頭側頭葉変性症の場合、家族が異常に気付いて診断がつくまで数年間もかかってしまい、複数の専門外来を受診してようやく明らかになったという報告が、若年性認知症の家族会でもよくあります。その間、本人は職場から疎外《そがい》され、家族も何が起こっているのか戸惑うばかりで、介護期間中もっとも苦しかったという報告がしばしば聞かれます。今後、アルツハイマー病と血管性認知症以外の認知症の診断技術の向上が急務であると思われます。

例えば、五五歳のAさんは、五〇歳頃から周囲の出来事に対して無関心になり、口数も減ったため、うつ病が疑われ会社の同僚から精神科の受診を勧められました。しかし、本人が強く拒否したため、奥さんは様子をみることにしました。

五二歳頃からは、Aさんは同じ時刻に出勤したり、同じメニューの食事にこだわったりするようになったため、奥さんがかかりつけ医を受診させましたが、軽いうつ病とい

図33　AさんのMRI画像

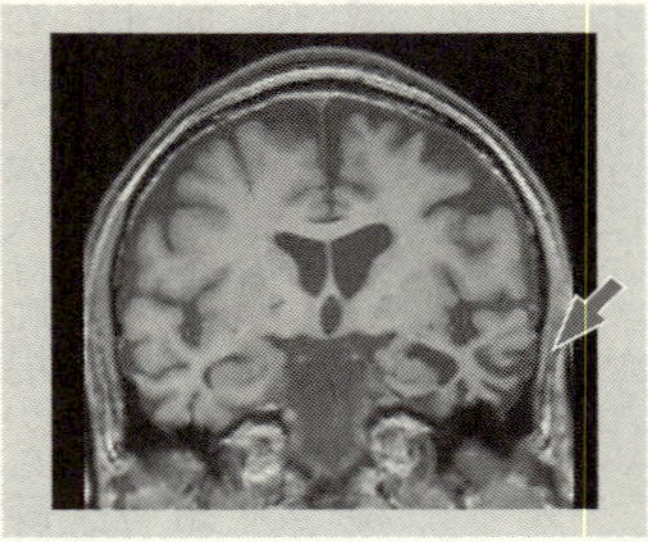

う診断で仕事の負担を減らしてみるように指示されただけでした。五三歳頃から、言葉が出にくくなり本人も物忘れを訴えるようになったため、地元総合病院の物忘れ外来を受診したところ、海馬の萎縮を指摘されアルツハイマー病と診断されました。アルツハイマー病に対する薬物療法が開始されましたが、イライラすることが多くなり、「工場」「部品」といった仕事上よく使う言葉の中にも、理解できない語が増え続け、仕事場でのコミュニケーションにも支障が出ているという指摘を受けて、大学病院の専門外来を受診しました。常同行動、語義失語、ＭＲＩでは左の側頭葉を中心に強い萎縮（図33）が認められたため、私は前頭側頭葉変性症の一つである意味性認知症と診断しました。ただちに、アルツハイマー病の薬を中止し、産業医と相談の上、会話が少なくても済むような部署に配置換えをしてもらい、現在も定年まで勤めあげたいと仕事を続けています。

うつ病と間違えられたBさん

Aさんもそうだったように、若年性認知症の患者さんは年齢的にうつ病と診断されていることがよくあります。働き盛りの四〇代、五〇代ですから、周囲の人も、かかりつけ医でさえも、まさか認知症の始まりだとは思わないのです。年齢的には、まずうつ病を疑って当然かもしれません。初老期から老年期のうつ病の患者さんは、しばしば物忘れを訴えますし、日常生活でも認知機能障害が目立つ場合もあります。逆に、若年性アルツハイマー病の患者さんは、しばしば治療が必要なほどの抑うつ状態を伴っています。まず、うつ病の治療を実施して、抑うつ状態が治っても記憶障害が持続することを確かめてからはじめてアルツハイマー病と診断するような微妙なケースも確かにあります。したがって繰り返しになりますが、少しでも若年性の認知症が疑われる場合は、一度は専門医を受診することをお勧めします。

五一歳のBさんは、四九歳の時に職場の異動がありましたが、新しい仕事の内容がなかなか理解できず、抑うつ状態となったため二ヶ月間休職し、元の職場に戻りました。五〇歳頃から物の置き場所を忘れたり会議の内容を忘れたりするようになったため、上司の勧めで大学病院の専門外来を受診しました。診察場面でも記憶障害が認められましたが、物忘れに関しては自覚があり、軽度ながら抑うつ状態も認めたため、アルツハイマー病とうつ病を見分けるために検査入院をしていただきました。病棟では、睡眠の障害は認められず、食欲も旺盛でした。主治医や受け持ち看護師の名前がなかなか覚えられず、病院内でも数日間は道に迷うことがありました。MRIで脳萎縮や脳血管障害は認められませんでしたが、SPECTで両側頭頂葉の血流低下を認めたため、抑うつ状態を伴う初期アルツハイマー病と診断しました。退院後は、Bさん自身の許可を得て上司が職場の同僚に病状を説明し、周囲の理解と支援を受けながら仕事を継続することになりました。しかし、半年ほどしてからBさんが無断で危険な現場に立ち入った際に同僚が厳しく注意したことをきっかけに、自分で退職を決意しました。

当初はストレスがなくなったと笑顔もみられましたが、自宅では時間を持て余し、奥さんにイライラをぶつけることが頻繁になってきたので、同世代の男性が複数利用している若年性認知症のデイサービスを紹介しました。Bさんは、一年前まで教員をしていたアルツハイマー病の男性と友だちになり、喜んで通所するようになりましたが、自宅からは車で四〇分と離れているため、送迎サービスは利用できず、パートを始めた奥さんが仕事を休める週二日だけ利用しています。

デイケア・デイサービス

介護保険の対象になるのは加齢に伴って発症した疾患に限られるので、四〇歳以上であればアルツハイマー病や前頭側頭葉変性症（介護保険ではピック病として記載）などの変性疾患や血管性認知症は含まれますが、若年性認知症に多い頭部外傷性の認知症、ヘルペス脳炎などの感染症による認知症、脳腫瘍による認知症などは、対象外となります。

また、介護保険によるサービスが導入できたとしても、通常のデイサービスやデイケアはほとんど高齢者で占められており、若年性認知症の患者さんが拒否傾向を示すことはよくあります。働き盛りの患者さんにとって、高齢者を対象とした活動やリハビリテーションを受け入れがたいことは当然でしょう。また、年齢を問わず、男性の患者さんはデイサービスやデイケアで行なわれる集団活動は苦手ですが、若年性認知症には男性の方が多いので、このような在宅サービスの導入がいっそう困難になります。

一方、介護スタッフ側も、若年性認知症の患者さんへの対応には慣れておらず、とくにヒューマンパワーや医学的知識を必要とする前頭側頭葉変性症の患者さんなどを避ける傾向があります。家族介護者においても、若年性認知症の介護者が老年期の認知症患者の介護者と比べて、患者さんの精神症状や行動障害に対してより大きな困難を感じているという報告もあります。ようやくできはじめた、若年性認知症専用のデイケアやグループホームの普及が望まれます。

配偶者の大きな負担

若年性認知症の患者さんを抱える家庭に対する社会的サービスは十分とは言えません。Bさんのように、とくに主たる介護者が配偶者の場合、介護と仕事の両立がきわめて困難な状況に追い込まれることが多くなります。また、患者さん本人だけが、家計を支えている場合も多いことから、経済的な支援は老年期の認知症とは比較にならないくらい重要です。しかしながら、苦しい家計の状況から高度障害として受給できる可能性のある生命保険を、診断がつく前に解約してしまっている場合もあります。また、診断されてから一年半以上経過していて、ある程度認知症が進行した方であれば、障害年金を受給することができるのですが、この制度を利用している患者さんもそれほど多くはありません。この点からも、早期診断と同時に経済的支援に関する家族への情報提供はきわめて重要なのです。

就労支援

若年性認知症では、診断がついた時点で、患者さん本人が就労している場合もしばしばあります。経済的な側面だけでなく、本人の社会性や生き甲斐を維持する観点からも、就労を継続することが望ましいのは明らかです。また、残存機能を維持するためにも、長年行なってきた仕事を続けることはもっとも効果的なリハビリテーションでもあります。したがって、主治医やケアマネージャーは家族、会社関係者、産業医などと連携し、仕事の内容や量を漸減《ぜんげん》し、周囲の理解を得ながら仕事を一日でも長く継続できるように支援すべきでしょう。血管性認知症や外傷性認知症の場合は、病気が進行しないことも多いので、ジョブコーチなどの導入により本格的な社会復帰を目指すことが可能になる場合もあります。

遺伝相談と子供のケア

前頭側頭葉変性症に関しては、欧米では三〇%以上が家族例（兄弟や親子で同じ病気を発症する）であると報告されていますが、わが国ではほとんどが遺伝性ではないといわれています。しかし、アルツハイマー病に関しては、わが国でも家族内の発症が若年性アルツハイマー病に多いことが知られています。

例えば、アミロイドβ前駆蛋白質（APP）の遺伝子変異の場合、発症年齢は平均五〇代であり、プレセニリン（PSEN）1の遺伝子変異の場合、発症年齢は平均四〇代とされています。したがって、子供が成人していない場合は、配偶者に対して慎重な遺伝カウンセリングが必要になることもあります。また就学年齢にある子供が、若年性認知症の親のみせる症状を受け入れることができず、拒否的になったり不登校になったりする場合もあるので、子供に対する心理的ケアも重要です。

家族会の重要性

同じ障害の患者をもつ家族として相互に支え合う、専門家からは得られない生活に即した情報を得る、行政や専門家に対して当事者やその家族としての要望を伝える、といった点から、認知症においても家族会の必要性は言うまでもありません。とりわけ、情報が少なく、支援制度も乏しい若年性認知症では、よりいっそう家族会の存在が重要です。若年性認知症の家族会として単独で活動している会もあれば、一般の認知症家族の会の中で若年性認知症の家族だけでまとまって活動している場合もあるようです。これまで述べてきたように、原因となる病気の違い、経済的な負担、就労の問題、遺伝の問題など、若年性認知症特有の課題が多いので、老年期の認知症の家族会とはある程度独立した活動が必要であるためと思われます。欧米では、ピック病の支援組織や前頭側頭型認知症の家族会といった原因疾患に特化した家族会もあります。

以前の職場では、初期の前頭側頭葉変性症の患者さんが受診された時には、家族の希望があれば、同じ病気の患者さんをもつ家族で在宅での介護を卒業された方を紹介するようにしていました。すると、主治医や臨床心理士の説明にも不安そうにしていた家族が、ベテランの先輩からアドバイスをもらって瞬《また》く間に安心していくことが何度もありました。頭ではわかっていても、進行性の病気ゆえの不安や周囲に理解してもらえない苦しさなど、同じ介護を経験してきた方にしか真の意味で共感することができない事柄が若年性認知症にはたくさんあるように思われます。

第2章　生物学的変化、心理的特徴、社会的背景

これまで述べてきたように、認知症は脳の病気による変化が原因で引き起こされます。生物学的な異常が原因となるという点では、肺炎や胃がんなど身体の病気とまったく同じですが、認知症の患者さんが呈する症状が、それまでの生き方や生活環境に大きく影響されるという点にこの病気の際立った特徴があります。本章では、認知症を社会や文化という視点から考えてみたいと思います。

アルツハイマー病の物盗られ妄想はなぜ女性に多いのか

例えば50ページで紹介した物盗られ妄想は、認知機能障害が軽い比較的初期のアルツ

ハイマー病において高頻度にみられます。妄想の内容は、お金や貯金通帳、そして印鑑といった財産に関連したものが、身近で世話をしてくれるお嫁さんやヘルパーさんなどに盗られてしまったというもので、これは患者さんによる個人差はほとんどみられない均質な症状です。日本では、物盗られ妄想は女性に圧倒的に多くみられるという特徴がありますが（89ページ、図23）、この性差は、日本の高齢者に出現する他の被害妄想にも共通してあてはまります。しかし、欧米の多くの報告ではこのような男女の違いがみられません。たしかにイギリスの外来では、しばしば男性の患者さんが日本の女性の患者さんとまったく同じ妄想を訴えていました。

なぜ、日本では、同じ病気が原因で引き起こされる同じ内容の妄想の頻度に男女差がみられるのでしょうか。ここからは私の想像になりますが、現在、日本で高齢者となっているのは、若い頃から、家事のほとんどを女性が担い、日常の金銭管理も女性が取り仕切ることが多かった世代です。私の父のように、靴下のしまってある場所すら知らない男性は珍しくないのではないでしょうか。夫の死亡により、このようにして暮らしてきた高齢者の女性が独り暮らしになってしまった、そしてしだいに軽い物忘れが起こるようになってきたとしましょう。女性が、自分ではここに置いたと思っているタンスのひきだしに財布がないといったエピソードが繰り返されれば、どうなるでしょうか。長年金銭管理をまかされてきた女性は、不安に駆られ、洗濯物を片付けようとタンスに手を触れるお嫁さんや、頻繁に訪れるヘルパーさんを疑ってしまう……、このような光景は容易に想像できます。

男性も物盗られ妄想を訴えるイギリスでは、八〇代になっても、夫婦が別々の預金口座を持ち、夫婦とはいえ、年金や財産の管理も独立して行なっています。そのため、物忘れが始まった時の反応にも男女の差がみられなかったのだと思います。日本でも、これから高齢者になっていく世代は、金銭の管理を男女それぞれが独立して行なっていることが多く、家事の分担も進んでいるようです。私の仮説が正しければ、高齢者の被害妄想の頻度も欧米のように男女差が少なくなっていくはずです。

前頭側頭葉変性症の食行動異常は日本で少ないのか

前頭側頭葉変性症の患者さんのBPSDとして、食行動に変化があらわれることはすでに述べたとおりですが、137ページで示した、さまざまな食行動異常に関しての調査（図31）は、私がケンブリッジ大学で共同研究をしていた時にイギリスの患者さんを対

図34　イギリスと日本の認知症患者にみる食行動異常

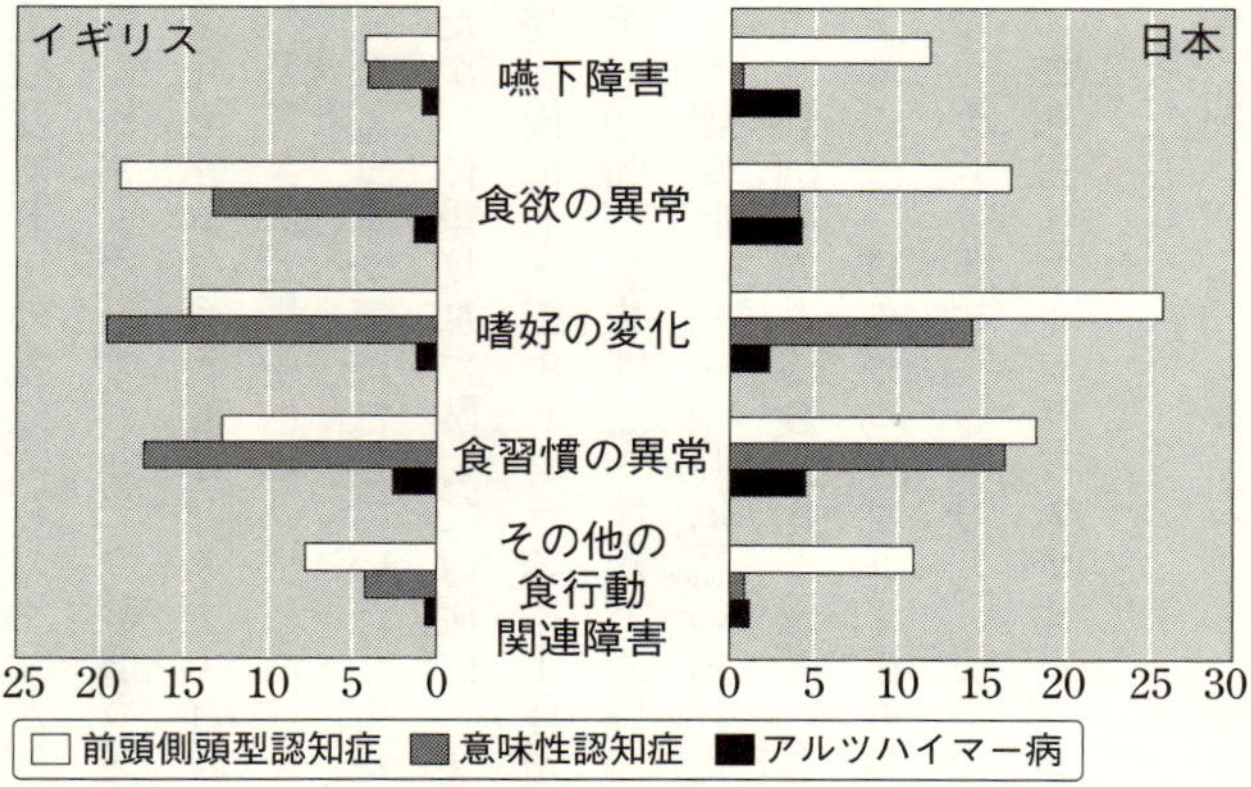

Shinagawa S *et al*, J Neurol Neurosurg Psychiatry, 2009より作成

象に行なったものでした。しかし、元々欧米人と日本人の食行動は大きく異なるので、欧米の研究者からは、「過食や甘い物を好むようになる嗜好の変化は、同じ程度に日本の患者さんにみられるのか」と質問されました。食事、睡眠、排泄は、われわれの生活にとって基本中の基本であると同時に、これらの習慣は文化によって大きく異なるので、当然の疑問といえます。

そこで、イギリスで実施したのとまったく同じ方法で、愛媛大学医学部附属病院に通院中の前頭側頭葉変性症の患者さんの食行動を調べてみました。図34の左側はケンブリッジ大学の患者さん、右側が愛媛大学の患者さんの食行動異常です。もちろん、患者さんの数や重症度に若干の差はみられますが、前頭側頭型認知症で食欲の亢進、嗜好の変化、食習慣の異常（常同的食行動）、異食などその他の食行動関連症状が、意味性認知症で嗜好の変化と常同的食行動がアルツハイマー病よりも明らかに高頻度にみられる傾向は、両国の患者さんに共通していました。

元々、日本で気になっていたことをイギリスで研究したので、この結果は予想通りでしたが、体重増加に関しては両国の患者さんで異なる結果が明らかになりました。認知症発症後に七・五キログラム以上体重が増加した人は、イギリスでは、前頭側頭型認知症が三〇%、意味性認知症が三六%でしたが、日本では、前頭側頭型認知症が五・六%、意味性認知症は九・一%に認められたのみでした。この違いはどこから来るのか――ここには両国の異なる食文化が影響している可能性が高いと思われます。実際、例えばイギリスでは一日の平均カロリー摂取量は三二七七キロカロリーですが、日本では二六二二キロカロリーにすぎません。また一人あたり一年間に摂取する砂糖の量の平均はイギリスで四三・七キログラムですが、日本では二九・四キログラムにすぎないのです。

最近は、欧米の影響で、日本でも認知症の患者さんに対して病名を告知する重要性が語られるようになってきました。きちんと病名を伝えて、自分の残りの人生設計を前向きに、そして自分の意思で行なえるようにという考え方です。私は、この原則は十分理解しているつもりですが、どうも欧米人とわれわれ日本人の間には、文化的な背景の微妙な違いもあるように感じています。そして専門医の中では少数派かもしれませんが、病名告知には慎重な態度をとっています。

なぜかというと、認知症の共通の特徴は、この本のはじめに述べたように、ゆっくりとですが病識が薄れ、判断力が低下してくることにあるからです。軽度の認知症の方であれば、もちろん将来どこで誰に介護してもらいたいか、財産を誰と誰に分与したいのかといった質問に答えることは可能です。しかしその時の答えと、認知症が始まる前の判断が一致している保証はまったくありません。認知症が軽ければその時点の判断を優先させるのか、そうでない時には認知症になる前の判断を優先させるのか——これはなかなか難しい問題です。

私自身は、患者さんが認知症になるまでの生活史や、患者さん本人との会話を通して、また患者さんと家族の会話から醸し出される雰囲気などを総合して、認知症になる前の患者さんだったら、このように希望するのではないだろうかとなるべくイメージするように努めています。身近で一緒に暮らしてきた家族の意見は当然尊重しますが、家族も判断に迷っている場合は、患者さんが病気になる前だったらどのように生活したいと思っただろうとイメージしてみるように助言しています。そして、例えばアルツハイマー病の患者さんには、「あなたやご家族が心配している物忘れは、残念ながら年齢のせいではありません。明らかに病気によるものですから、なるべく進行させないように薬を飲んでいただくかもしれませんし、脳を刺激するためにも、デイサービスという集まりにはかならず参加してみましょう」といった説明にとどめることが多いのです。一方、家族にはできるだけ時間をかけて、アルツハイマー病について、これからあらわれることが予想される症状、治療やケアの選択肢について詳しく説明します。

若年性認知症の患者さんへの告知

ただし、私もごく初期の若年性アルツハイマー病の方には、すべてを告知することがあります。理由の一つには、記憶障害の程度が比較的軽い方も多く、告知した内容を覚えていられることがあげられます。また、ごく初期の患者さんは薬の処方内容を気にされる方が多いため、投薬によって起こるメリットとデメリットを含めて、ドネペジル（アリセプト）の投与を、この段階で納得してもらう必要があるからです。さらに重要なこととして、本人が病気を自覚した上で、職場の配置換えや休職のタイミングなどをどう考えるか、どうしたいか、意思を確認します。本人の納得が得られなければ、周囲には決めがたい重要な事柄があるからです。

例えば、医療関係の仕事をしていたＣさんの場合、四〇代後半で物忘れを自覚し、みずから大学病院を受診しました。本書でも紹介したスクリーニングテスト、ＭＭＳＥ（93ページ）では満点で異常なしという診断でしたが、その後も仕事上で記憶障害によるミスが続くため隣県の大学病院を受診し、ＳＰＥＣＴで脳血流の明らかな低下が認められて、初期のアルツハイマー病の可能性があると診断を受け、私の専門外来を受診しました。外来の診察では記憶障害は捉えられませんでしたが、Ｃさんは職業上、当然のことながら医学的知識が豊富で、自分はうつ病ではないと思うのでアルツハイマー病かどうか、精査をして欲しいと希望しました。

検査入院をしてより詳しい記憶の検査や病棟での行動を観察させてもらったところ、Ｃさんの自覚通り、近時記憶の障害がはっきりと認められました。また画像検査では、年齢を考慮すると軽度ではあるものの、脳の広範囲で萎縮があり、さらにSPECTでも海馬を中心とした広汎な血流低下が示されたため、アルツハイマー病と診断しました。

家族への説明

主婦でもあるCさんには大学生から高校生まで三人の娘さんがいました。当時、長女と次女の二人は他県の大学に通っていたので、二人が帰省するのを待って大晦日に大学病院の一室で、Cさんの現在の状態について、またアルツハイマー病という病気について、若い三人の娘さんに説明したことを今でも鮮明に覚えています。娘さんたちは、目に涙を浮かべながらも気丈に私の説明に聞き入っていました。いくつか、娘さんたちから治療に関する質問を受けた後、私は次のように伝えました。Cさんは十分に病気を自覚していること、Cさんの希望通りこれからも仕事が継続できるように、Cさんも含めて職場の上司と話し合う必要があること、もし仕事の継続が難しくなった場合でも、Cさんには判断能力が保たれているので、昼間どこで過ごすかをCさん自身に決めてもらうべきだと主治医としては考えているが、そうなると病名や今後の経過をきちんとCさんに告知しなければならないこと――。そして私は主治医としてCさんにはきちんと告知をしたいが、家族としてどう考えるかを尋ねてみました。娘さんたちはしばらく三人で話し合っていましたが、私の意見に賛成し、どこまで説明するかは私に一任したいという答えが返ってきました。

そしてお正月の外泊から楽しそうに戻ってきたCさんに声をかけ、残念ながら検査の結果はほぼ間違いなくアルツハイマー病であること、しかし記憶以外の認知機能は低下していないので、Cさんの希望通り仕事が続けられないか、全力で検討してみることを伝えました。Cさんは真っ直ぐ私を見つめて、当時使えるようになったばかりのアリセプトの効果はどの程度のものなのか、予想される経過はどのようなものかを尋ね、説明の後に寂しそうに溜息をつきました。

告知の後に

職場の上司はたいへん優しい方でした。長年職場に貢献してきたCさんを、一日でも長く勤めさせてあげたいと話された上で、万一ミスが起きても人の命に関わらない、職場の中でもなるべく単純な仕事への配置転換を検討することになりました。上司が考えてくれたのは書類のファイル整理でした。入院中、職場復帰のために、職場で使っているのと同じファイルなどを借りてきて病棟の若い担当医が訓練を試みることになりました。Cさんも担当医も一所懸命でしたが、Cさんは、どの書類をどこのファイルに整理するのかをどうしても覚えきれず、また集中力も長くは持続できませんでした。そこで上司の方とともに、退院後はいったん休職して自宅に戻り、自宅近くの精神科病院の認知症デイケアに通いながら、専門の作業療法士によるマンツーマンの訓練を継続し復職のチャンスを待つことを提案してみました。Cさんは（本当はしぶしぶだったと思いますが）納得して、精神科病院のデイケアに毎日、通うことになりました。訓練の時間以外は、Cさんには高齢者のお世話をするように頼み、周りのスタッフもCさんをスタッフ同様に扱い、自然に新しい環境に馴染んでいくことができたようです。それでもある時、利用者の方が放尿しているのを見てしまったCさんは、「私もいずれ同じようになってしまうのね」と激しく動揺し落ち込んでしまい、この時から抗うつ薬の投与が必要になりました。数ヶ月経った時もう一度復職を試みましたが、どうしても職場の許容範囲を超えたミスが頻発するため、結果的には復職はあきらめることになりました。

その後も、他の利用者の行動障害や失禁をみかけると「私もアルツハイマー病だから、来年には同じようになっているかもしれない」と抑うつ状態を何度か繰り返しましたが、病識が薄れていくとともに精神的には安定していきました。数年後には、言語障害や視空間認知障害により、トイレにまっすぐ座ることができないといった生活障害がケアの中心課題になってきたため、介護保険による通常のデイサービスに切り替えましたが、八年経った今も元気に通院は続けています。

このように病識や判断力が保たれている方には、告知する場合も多いのですが、告知した後、Cさんのように激しく落ち込まれる方も多いですし、落ち込む患者さんをみれば、しばしば家族も動揺します。私自身はそこまで責任を持って自分がケアできる場合に限って、Cさんと同様に告知をすることにしています。欧米では、夫婦といえども自立を重んじ別々に財産を管理し、若い頃から自己決定、自己責任を徹底的に教育されています。われわれ日本人が欧米のスタイルを見習って、まったく同じように考える必要はなく、われわれ自身の社会的習慣に沿って柔軟に考えるべきではないかと思います。

バイオ・サイコ・ソーシャルな視点

本書では繰り返し、認知症の原因となっている病気を正確に診断することの重要性、すなわち各々の患者さんの脳の中で起こっている生物学的変化を的確に捉えた上での治療やケアの重要性を強調してきました。同時に、認知症においては、個々の患者さんの生活史（人生の歩み）や元々の性格傾向を考えた上でその人らしさを大切にする、その人を中心にしたケアが求められています。

このことの重要性は強調してもし過ぎることはないくらいですが、さらに深く認知症の症状を理解するためには、患者さんの生活している社会、文化まで考える視点が必要であることをこれらの事例が示していると思います。最近、精神科領域では、バイオ・サイコ・ソーシャル（生物・心理・社会的）な視点に基づく病気の理解や治療の重要性が指摘されています。認知症の治療・ケアにも、まさに脳の中で起こっている生物学的な変化、患者さんの心理面での特徴、さらには生活している社会的背景まで含んだ広い視野が求められているのです。

第3章　認知症と自動車運転

高齢者の自動車運転

高齢者が関わる交通事故は年々増加しており、超高齢社会である日本が抱える大きな課題の一つです。六五歳以上の運転免許保有者数は、二〇〇六年には一〇〇〇万人を超えました。六五歳以上の高齢者と二四歳以下の若年者の免許保有者数も、二〇〇三年には逆転しています。わが国では今後しばらくはなお高齢者人口が急速に増加することが見込まれており、これからの高齢者世代はモータリゼーションの影響を強く受けているため、運転をする高齢者が必然的に増加すると考えられます。また、現在の高齢世代の免許保有者の多くが男性ですが、今後は女性の高齢者における運転免許保有者の割合が急増することが予想されます。

認知症ではない高齢者でも、運動能力、動体視力、認知判断能力などが低下し運転の際事故の危険性が高まると考えられており、事実、近年交通事故において被害者・加害者として高齢者の割合が増加しています。警察庁の統計によると、過失のもっとも重い者として六五歳以上の高齢者ドライバーが死亡事故に関わる件数は、二〇〇七年までの一〇年間一貫して増加しています。また二〇〇九年一年間の死傷者数を年齢別にみると、高齢者の割合は、軽傷者では一二・五％であるのに対して、重傷者では三一・二％、死者では四九・九％となっており、被害程度が深刻になるほど高齢者の割合が高くなっています。

一方、過疎《かそ》地では公共交通機関の廃止が相次いでおり、このような地域では高齢者が自身や高齢の配偶者の運転に依存せざるを得ない状況が増えています。したがって、運転中止により高齢者ならびにその家族と社会とのつながりが断たれる危険性や自立性を奪うことにつながる可能性、さらには地域社会が崩壊する可能性さえもあると思われます。

Dさんの場合

大阪周辺や東京で診療や研究に従事している時には、私はこういった問題についてほとんど関心をもっていませんでした。ところが、前任地の愛媛大学に赴任《ふにん》して間もなく、認知症を伴う高齢者の自動車運転の問題に直面することになりました。ほとんどの場合、和やかに進む認知症の専門外来の雰囲気が、この問題になると一変するのです。

例えば大学病院から五〇キロメートル以上離れた農村で暮らすDさんは、アルツハイマー病のごく初期の段階から、運転免許をもたない奥さんを乗せて、自分で運転して通院を続けていました。ところが三年目に入り、物忘れだけでなく見当識障害や視空間認知障害がみられ始めた頃から、車庫入れで車を擦ってしまうといったことが時々認められるようになりました。私は、奥さんと相談しながら、Dさんのプライドを傷つけないように何度か運転を止めるように勧めてみました。しかし、Dさんは、自分の運転技術に自信をもっており、まったく取り合おうとしません。そのうち、通院の途中でも、センターラインのはみ出しや、ブレーキの踏み遅れが目立つようになり、離れて暮らす娘さんからも運転を中止するよう勧めて欲しいという依頼がありました。奥さんは、ちょうどめぐってきた免許の更新でDさんの免許が取り消されることを望んでいたようですが、このような運転状況でもDさんは簡単に検査を合格してしまいました。そこで、私はDさんに画像検査や認知機能検査の結果を見せながら、人の命に関わることなので、そろそろ運転を中止し自分で自動車の運転をしなくて済むような生活設計を奥さんと相談するように強く勧めました。すると、普段は穏やかなDさんが激しく興奮し、「そんなに先生が言うなら、運転は止めてやる。でも、この病院には二度と来られんからな。バスもないんですよ。買い物も行けんようになるのに。先生は、われわれ夫婦を殺すんか」と叫んで、診察室を出て行ってしまいました。

このような状況を何とか打開し、危険な運転をしている認知症高齢者の運転中止を円《えん》滑《かっ》に進め、運転を中止した高齢者を支援する仕組みを検討するために、二〇〇三年から三年間にわたり私は厚生労働省の研究助成金をもらって若い研究仲間たちと研究班を組織しました。

高いリスク

わが国の認知症を伴う高齢者の自動車運転免許保有数は三〇万近くと考えられ、認知症患者による運転事故をいかに防止するか、各方面の対応が急がれています。自動車の運転には、記憶、視空間認知、交通法規などの知識、判断力、注意能力などの多くの認知機能が必要となり、これらの認知機能に広汎な障害を有する認知症では、事故を生じるリスクが高くなると考えられます。

実際、認知症患者の二三－四七％がその経過中、一回以上の自動車事故を経験していること、また認知症患者は同年齢の健常者に比し、二・五－四・七倍自動車事故を起こすリスクが高いことが報告されています。さらに、一度事故を起こし、その後運転を継続していた認知症患者の四〇％が、再び事故を起こしていることも報告されており、認知症は高齢者の自動車運転能力に影響をおよぼし、事故を生じるリスクを高めることは間違いないと考えられています。

実態・意識調査

われわれが厚生労働省の班研究を開始するまで、わが国では認知症患者の自動車運転について十分な議論がなされていなかっただけでなく、高齢者や認知症患者の自動車運転についての実態および地域住民のコンセンサスに関する十分な資料もありませんでした。前節で紹介した研究も、すべて欧米からの報告です。そこで、六五歳以上の一般高齢者の方に自動車運転と公共交通機関利用に関する実態ならびに認知症患者の運転に関する意識調査を実施してみました。居住地域によって、公共交通機関の整備の度合いの違いもあり自動車への依存度も大きく異なる可能性が予想されたので、四国の中山間地域（以下山間部）と関西の都市部の六五歳以上の在宅高齢者、各々九六五人（平均年齢七五・五歳）と一七三二人（平均年齢七二・五歳）を対象としました。

「公共交通機関までかかる時間、および利用状況について」の質問に対して、「歩いて一〇分以内に公共交通機関がある」と答えたのは、都市部で八四・一％、山間部では五一・一％でした。一方、「歩いて一〇分以上かかり、公共交通機関は利用していない」と答えた高齢者は、山間部では二七・四％にのぼりましたが、都市部ではほとんど認めませんでした。

「認知症患者は運転をやめるべきだと思うか？」という質問に対しては、「やめるべきだと思う」と答えた高齢者が両地域とも九〇％以上と高く、地域による差は認められませんでした。一方、「（調査の二年前に改正された）道路交通法で認知症患者の免許が取り消しとなる可能性があると定められたことを知っているか？」という質問に対して、「知っている」と答えた高齢者は、都市部で二三・四％、山間部では一六・七％にすぎませんでした。すなわち、この二〇〇二年の法改正で、日本ではじめて認知症患者の自動車運転に一部制限がかかったのですが、当事者である高齢者の多くはこの事実を知りませんでした。

「運転免許を保有しているか？」という質問に対して「保有している」と答えた高齢者は、都市部が六五・七%、山間部が四一・九%でした。さらに運転免許を保有していると回答した高齢者にのみ質問を続けましたが（以下の数字は運転免許保有者に占める割合）、「現在運転をしているか？」という質問に対しては両地域ともに「運転している」が八〇%以上であり、免許保有者の多くが運転をしていました。すなわち、都市部の若者に多い、いわゆるペーパードライバーは高齢者には少ないということです。

「運転する頻度は？」という質問に対して「毎日」運転していると答えたのは、都市部の四三・六%、山間部では八二・六%にのぼりました。山間部では、残りの二〇%のほとんども「一週間に数回」運転しており、大部分の免許保有者が高頻度で運転をしていることが明らかになりました。「運転する目的」に関する質問では、両地域ともに「買い物」「通院」「家族の送り迎え」に使用するという回答が多かったのですが、「仕事」を目的に運転することには地域差がみられ、山間部の高齢者では二五%以上と高頻度でした。「あなたは自分で、自動車の運転ができなくなったら、日常生活上困るか?」という質問では、「非常に困る」が都市部では四二%であったのに対し、山間部では八〇%以上で、地域差がたいへん大きくなりました。

以上の結果をまとめると、都市部で約六〇%、山間部で約四〇%の高齢者が運転免許を保有し、そのうち八〇%以上が現在運転しており、さらにそのうち山間部の九〇%以上が週に数回以上と高頻度で運転していました。また、認知症患者の運転中止に対しては九〇%以上の高齢者が賛同しており、社会的なコンセンサスは得られていると考えられました。一方、認知症患者の運転免許が中止または取り消しとなりうることを知っている高齢者は二〇%前後しかいませんでした。また、高齢者の多くが「買い物」や「通院」など、日常生活に直結した目的で自動車を運転しており、さらに山間部ではかなりの高齢者が「仕事」のために運転していることが明らかになりました。したがって、とくに山間部では、多くの高齢者が運転を中止すると非常に困ると感じており、運転中止が生活におよぼす重大な影響は、Dさんのような認知症の患者さんだけの問題ではなく、高齢者一般の抱える問題であることが明らかになりました。認知症患者の自動車運転は、象徴的な問題であって、その背後には高齢者全体の自動車運転と地域社会の問題があることを忘れてはならないと思います。

運転中止をめぐる問題

欧米では行政機関が認知症を伴うドライバーの早期把握および自動車運転中止の判定や宣告を行なうシステムが整っていますが、わが国では前述のようにシステムは整備されておらず、つい最近まで主治医や家族の判断に頼っているのが現状でした。自立した生活能力の維持を願う家族にとっても、患者さん本人のみならず他者の命の危険に関わるこの問題は、家族・親族内や近隣住民との葛藤《かっとう》をもたらし、介護者のストレスや患者と介護者との関係悪化を招き、虐待や介護放棄に至る危険性が高いと考えられます。また患者さんとの信頼関係の中で治療を行なっている主治医にとっても、運転中止を宣告し権利の剝奪《はくだつ》を勧めなければならないことは、大きなジレンマです。

研究班の一員であった上村直人《かみむらなおと》先生の高知医科大学（現、高知大学）専門外来での調査では、運転免許を保有している場合は、多くの認知症患者が発症後も運転を継続していることが明らかとなりました（三〇人中二二人、七三・三％）。とくに軽度の認知症患者の場合は、事故の危険性が高いにもかかわらず、運転中断に至っている例は少なく、家族が対応に苦慮している実態が示されました。

同じく研究班の野《の》村《むら》美《み》千《ち》江《え》先生（愛媛県立医療技術大学）は、愛媛大学の私の専門外来を受診した「ごく軽度」から「軽度」の認知症患者、一三人について、医師が運転中止勧告《かんこく》をした時期や指導内容を収集し、さらに発症後の自動車事故歴と運転中止との関連を分析しました。その結果、運転を中止した八人は、それ以前に、交差点における人身事故や看板などの対物事故など、全員が自動車事故を発生させており、加えて運転中に道に迷ったり、交通違反を繰り返したり、危険な経験を重ねていました（表10）。そのうち複数回の事故を発生させていた五人の患者は、初回から最近の事故発生までの期

発症後の運転事故歴	結果
対物事故 2回 自損事故 数回 運転中迷う 2回	自動車運転中止
自損事故 数回 運転中迷う 2回	
人身事故 1回 自損事故 2回 運転中迷う 1回	
自損事故 1回	
人身事故 1回	
自損事故 1回	
自損事故 2回	
自損事故 3回 運転中迷う 2回	
なし	自動車運転続行
なし	
なし	
なし	
なし	

表10　認知症患者が運転中止に至る過程

No.	性	年齢	世帯	職業	診断名	中止勧告時	
						CDR	MMSE
1	男	82	夫婦	農業	アルツハイマー病	1	13
2	男	67	夫婦	農業	アルツハイマー病	0.5	20
3	女	66	夫婦	無職	前頭側頭葉変性症	0.5	15
4	男	83	夫婦	無職	アルツハイマー病	1	15
5	男	79	夫婦	無職	アルツハイマー病	1	14
6	男	77	三世代	無職	前頭側頭葉変性症	0.5	25
7	男	90	三世代	無職	アルツハイマー病	1	13
8	男	72	ひとり親と未婚子	無職	アルツハイマー病	0.5	22
9	男	70	夫婦	無職	アルツハイマー病	0.5	13
10	男	67	三世代	自営業	アルツハイマー病	0.5	22
11	女	67	夫婦	農業	前頭側頭葉変性症	0.5	27
12	男	58	三世代	農業	前頭側頭葉変性症	0.5	23
13	男	49	夫婦と未婚子	公務員	アルツハイマー病	0.5	29

出典：野村美千江、長寿科学総合研究事業、痴呆性高齢者の自動車運転と権利擁護に関する研究（主任研究者・池田学）、平成15～17年度、総合研究報告書、2006

表中、CDR（Clinical Dementia Rating）とは認知症の重症度評価法の1つで、CDR 0.5はごく軽度の認知症ないし認知症疑い、CDR 1は軽度認知症を意味する。MMSEについては93ページ参照のこと

間が半年から五年にわたっていましたが、その間の高齢者講習や免許更新には合格していました。親族の強い勧めで免許を返納した後も、妻の同乗・見守りによって無免許で農業を続けるために運転していた事例もありました。自動者運転を継続している五人はいずれも事故歴がなく、認知症患者とその家族が運転を中止するのは、事故の発生が大きなきっかけになる実態が明らかとなりました。つまり、私の運転中止に関する長時間の説得は、ほとんど効果がなかったということです。

これらの研究結果は、認知症患者の運転中止の問題を、患者や家族、あるいはかかりつけ医の判断や意思決定に委ねていては、事故が起きるまで、運転が中止できない場合が多いことを示しています。行政機関や専門の第三者による判定と中止勧告、免許取り消しというシステムの構築が喫緊《きっきん》の課題であることが明らかになったのです。

だれが判断するのか

そこで、本研究の終了後、警察庁は、免許更新時に七五歳以上の高齢者に対して認知機能検査（講習予備検査）を導入し、その結果で認知症の疑いがある者には臨時適性検査と専門医の診断を受けさせるなどとした上で、認知症である者は免許停止あるいは取り消しの行政処分の対象となるという道路交通法の新たな改正案を提示しました。本政策は二〇〇九年度から実施され、時間の見当識（検査時における年月日、曜日および時間を回答する）、手がかり再生（イラストを記憶し、一定の時間を置いてヒントから覚えたイラストの内容を想い出す）、時計描画（時計の文字盤および、指定された時刻を指す針を描く）で認知機能を評価しています。最近、免許を更新された七五歳以上の方は、驚かれたかもしれません。この検査の結果、「認知症の恐れあり」と判定された人で、過去一年間と次の免許更新までの間に信号無視や一時不停止などの違反行為があった場合に、なお運転を希望する人は専門医による臨時適性検査を受けることが義務づけられました。

今回の法改正によって、認知症を伴う高齢者の運転規制がはじめて具体化されたことは高く評価すべきだと思います。しかし、認知機能検査を受ける対象が七五歳以上である点や、認知機能検査の内容が主としてアルツハイマー病のスクリーニングを目的としたものである点、さらに医師の責任範囲の点などが、今後の検討事項として残っていると思われます。

そもそも運転中断が困難なケースは、仕事などを運転に依存している若い認知症の患者さんに多いのです。最近、日本老年精神医学会により、認知症患者の自動車運転に関することまでで最大規模の実態調査が同学会員などに対して実施されました。本調査は、認知症を積極的に診療している医師の外来を三ヶ月間に受診した患者の実態調査で、対象患者は七三二九人（平均年齢七八・八歳）でした。このうち、調査時点で運転を継続していた人は八三二人（一一・三％）で、そのうち発病後に事故を起こしていたのは一三四人（一六・一％）でした。また、その約半数は七五歳未満だったのです。人身事故も七％発生していました。

また、アルツハイマー病と比べても、交通ルールの無視などにより運転行動がより危険であるといわれている前頭側頭葉変性症は、本書でも述べてきたように大部分が免許更新時に認知機能検査が義務づけられることになった七五歳までに発症します。上村先生たちの研究では、前頭側頭葉変性症の場合、車間距離が守れない、信号無視といった重大な事故につながるような運転行動が頻発することが示されています（図35）。この中には、高速道路を長距離逆走した人も含まれています。このような患者は、記憶障害や視空間認知障害がないか軽度のため、かりに検査を受けたとしても問題なく通過してしまう可能性があります。

臨時適性検査では、医師に診断書の提出が求められ、認知症と診断された場合には、

図35　原因疾患別に示した運転行動・交通事故の危険性

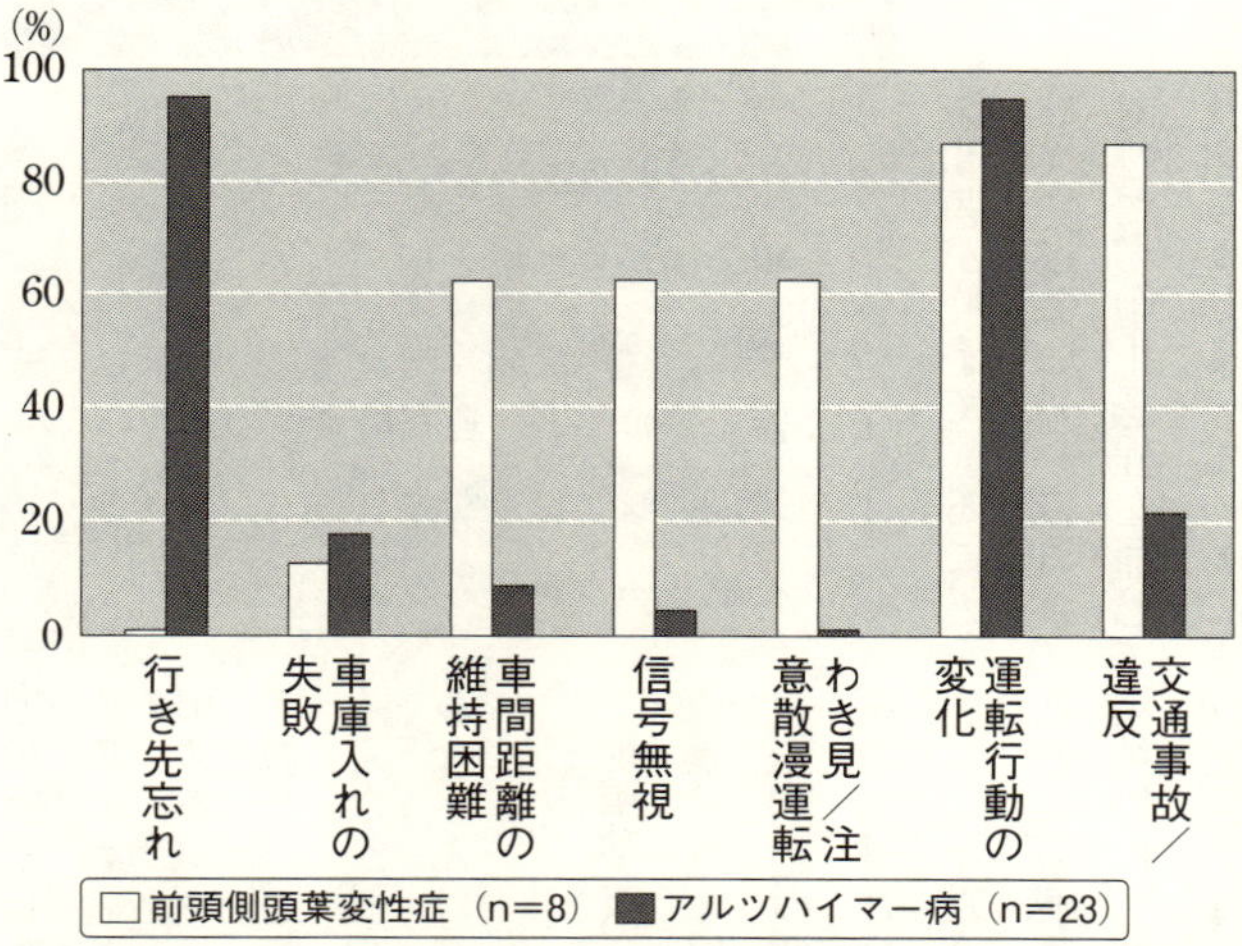

出典：上村直人、長寿科学総合研究事業、痴呆性高齢者の自動車運転と権利擁護に関する研究（主任研究者・池田学）、平成15～17年度、総合研究報告書、2006

公安委員会が免許取り消しなどの処分を決定することになりますが、決定の最終責任は公安委員会などの行政が担うことを明確にしておく必要があります。われわれ専門医は、認知症の診断はできると思いますが、ごく軽度の患者さんの運転が一般の高齢者に比べて危険かどうかはわかりません。処分決定の最終判断は、免許センターなどにおける実地運転検査において、運転の専門家が実際の運転をみて判断すべきであろうと思います。

高齢者は認知症に限らず、前述したようにさまざまな要因で運転能

表11　このような運転をしていたら要注意

運転行動チェックポイント
1．センターラインからはみ出す
2．車庫入れに失敗する
3．車の傷が急に増える
4．運転中に行き先を忘れる
5．話しかけると、運転に集中できない
6．車間距離が短くなる
7．交通ルールを守ろうとしない

力が低下している可能性があるので、免許更新時のスクリーニングを活用するのであれば、特定の病気を検出するシステムよりも、全員に厳格な実地運転検査を実施し、運転の専門家が危険性を判断するのが公平で、みんなが納得できる解決方法だと思いますが、読者のみなさんはどう思われるでしょう。

地域社会の構造

繰り返しになりますが、認知症の患者さんの自動車運転問題の背後には、高齢者全般の自動車運転とわが国の地域社会の構造という今後の国の根幹に関わるような社会問題が控えていることを忘れてはなりません。われわれ認知症に関わる専門家が、いまできることは、認知症のために運転を中止せざるを得なくなった高齢者やその家族に対して、中止過程を通じて精神的にもサポートし、運転中止後の社会生活を支援できる仕組みをつくっていくことかと思います。

われわれの班研究はその後もほぼ同じメンバーに引き継がれ（主任研究者は国立長寿医療センターの荒井由美子《あらいゆみこ》部長）、最近「認知症高齢者の自動車運転を考える――家族介護者のための支援マニュアル」(http://www.ncgg.go.jp/department/dgp/index-dgp-j.htm)を作成しました。参考にしていただければ幸いです。最後に、認知症の運転行動に関するチェックポイントを紹介しておきます（表11）。

第4章　熊本モデル――今後の認知症医療について

求められる認知症医療とは何か

すでにお気付きになった読者も多いと思いますが、根治する可能性がある一部の認知症を除いて、ほとんどの認知症には根本的治療薬の開発が実現していません。したがって、いったん認知症を発症すると、患者さんも家族も、一〇年いや場合によっては一五―二〇年もの間、認知症と向き合って暮らしていくことになります。

しかし、これは認知症が特別なわけではなく、高血圧や糖尿病、あるいは精神科領域でいえば統合失調症やうつ病といった病気も、多くの場合、長期間の服薬が必要ですし、患者さんは食生活などの生活習慣やストレスを緩和するスキルを身につけながら病気と上手に付き合っていく必要があります。これは、現時点での医学の限界と言えるかもしれません。しかし、これらの病気と認知症が大きく異なる点は、本書でも説明してきたように、ゆっくりとではありますが進行していく病気が原因となっていることです。

長期間にわたって患者さんと家族を支える役割の大部分は、介護の専門職にある人が担うことは間違いありませんが、節目節目で医療の関わりが重要になるのも認知症の特徴です。

例えば、早期診断や老年期うつ病などとの鑑別診断は初期の段階では最重要課題です。最初の診断が間違っていると、ボタンを掛け違えたまま、何年間も患者さんや家族は戸惑い続けることになりますし、介護の専門家も誤った情報を基に毎日のプランを立てていくことになってしまいます。また、認知症がやや進行した段階では、認知症に伴う精神症状や行動障害（BPSD）への対応が必要になります。BPSDにきちんと対応できていないと、患者さんだけでなく介護者の生活の質（QOL）までが低下し、結果的に入院や入所の時期を早めることになってしまいます。さらに、認知症が進行すると、肺炎や骨折といった身体合併症の治療が大きな負担になってきます。とくにBPSDのある患者さんの場合、一般病院での受け入れが難しくなります。精神科も他の診療科と同様に医師不足に直面し、それだけではなく地域の公的な総合病院も厳しい経営状態にあるため、このような患者さんの受け皿であった精神科のベッドを有する総合病院の数が減少の一途をたどっています。

こういった認知症医療の課題を克服するとともに、認知症の専門医や専門医療スタッフの育成、介護との連携強化を担う医療の切り札として、平成二〇年度から全国一五〇施設を目標に国が整備を急いでいるのが、認知症疾患医療センターと呼ばれている医療機関です。

熊本県認知症疾患医療センターの構想

私は、二〇〇八年の夏頃、熊本県の担当者から県における認知症疾患医療センター設置の相談を受けました。まず、厚生労働省からの事業計画を見せられた時の率直な感想は、

①疾患センターの目的は、現時点の日本における認知症医療に求められる課題、すなわち早期診断、鑑別診断、ＢＰＳＤの治療、身体合併症のマネージメントなどの充実が

盛り込まれており現状に見合ったものである。
②しかし、一ヶ所のセンターでこれらの業務内容をすべて担当することは不可能である。たとえできたとしても一から作り上げるなら、経営感覚の疎《うと》い私が考えても数億円が必要である（ところが一センターあたりの予算は当時六〇〇〇万円と決められていました）。
③全国で一五〇施設なので熊本県では二ヶ所程度の整備になる。しかし、それでは地域に密着した医療を展開することができず、一つのセンターが担当する地域の面積や人口を考えても十分に活動できるはずがない。

というものでした。したがって、①の担当すべき業務の内容を大切にしながら、いかに②と③の課題を克服するかが焦点となりました。

前任地の愛媛大学時代から、私は地域の認知症医療の要《かなめ》となるような施設を複数の市町村からなる二次医療圏という範囲に一つ程度設置し、「最後の砦《とりで》」として地域のかかりつけ医や介護施設をバックアップし、一方では最新の画像検査や詳細な認知機能検査が必要なごく早期の診断などについては大学病院の支援を受けるような組織づくりを模索してきました。その過程で、

・地域からの認知症専門医療機関への要望としてとくに高いのはBPSDの治療であること
・認知症の専門病棟が機能してBPSDの激しい患者さんの緊急入院や早期の退院が可能になると、在宅であっても施設に入っていても介護には余裕が生まれ充実すること
・このような専門医療機関は二次医療圏に一つ程度でちょうど顔の見える相互の連携が可能であること
・身体合併症についても日頃の連携を密にしておけば、地域の総合病院や一般病院での入院治療がかならずしも困難ではないこと
・若手の認知症専門医養成の場としては、むしろ大学病院よりも適している点が多いこと

などを学んできました。二〇〇七年に熊本大学に赴任してからは、さっそく私を含む専門医二人が若い精神科医を伴い、大学病院のある熊本市から離れた地域の中核的精神科病院で、このような専門性の高い医療機関の創設を目指していたところでした。

既存の資源を利用

そこで、すでに整いつつあったこの大学病院と地域の精神科病院のネットワークを熊本県の認知症疾患医療センターの基盤にすることから検討を開始しました（図36）。何しろ、お金にも時間にも大きな制約があったので、可能な限り既存の資源を利用することを心がけました。

その場合、鑑別診断については大学から専門医を継続的に派遣することにより地域の専門外来を充実させ、その上で軽度認知障害（MCI、95ページ参照）やレビー小体型認知症などの早期診断を行なうために、MRIやSPECTなどの画像検査や詳細な認知機能の評価が必要となる場合は大学病院が担当することにしました。一方、BPSDの治療については、このモデルでもっとも充実した対応ができる課題であり、精神科病院間で連絡を取り合えば常に空きベッドを確保していなくても緊急入院は十分可能であると判断しました。身体合併症を有する場合の対応がこのモデルの弱点と考えられますが、地域医療に熱心な精神科病院であれば、他の病気による入院患者の合併症対策としてすでに地元の総合病院と密接なネットワークを有しており、さらに重症例については

図36　熊本県における認知症疾患医療センターの概要

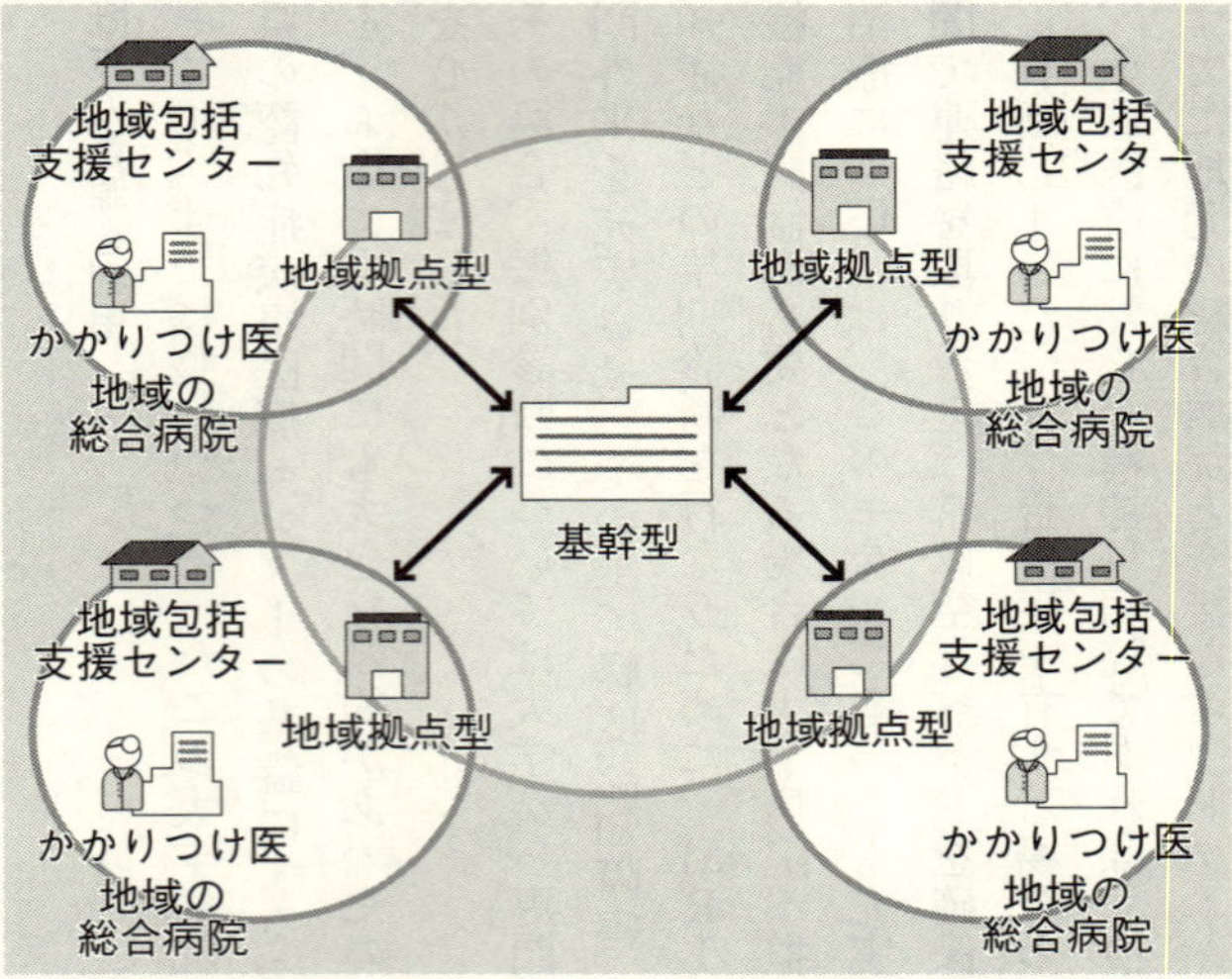

認知症の早期診断・鑑別診断や診療体制を充実させるために、地域での拠点機能を担う７つの「地域拠点型」と、県全体を統括する「基幹型」（熊本大学医学部附属病院）の２層構造として整備

図37　認知症疾患医療センター（熊本モデル）の役割分担について

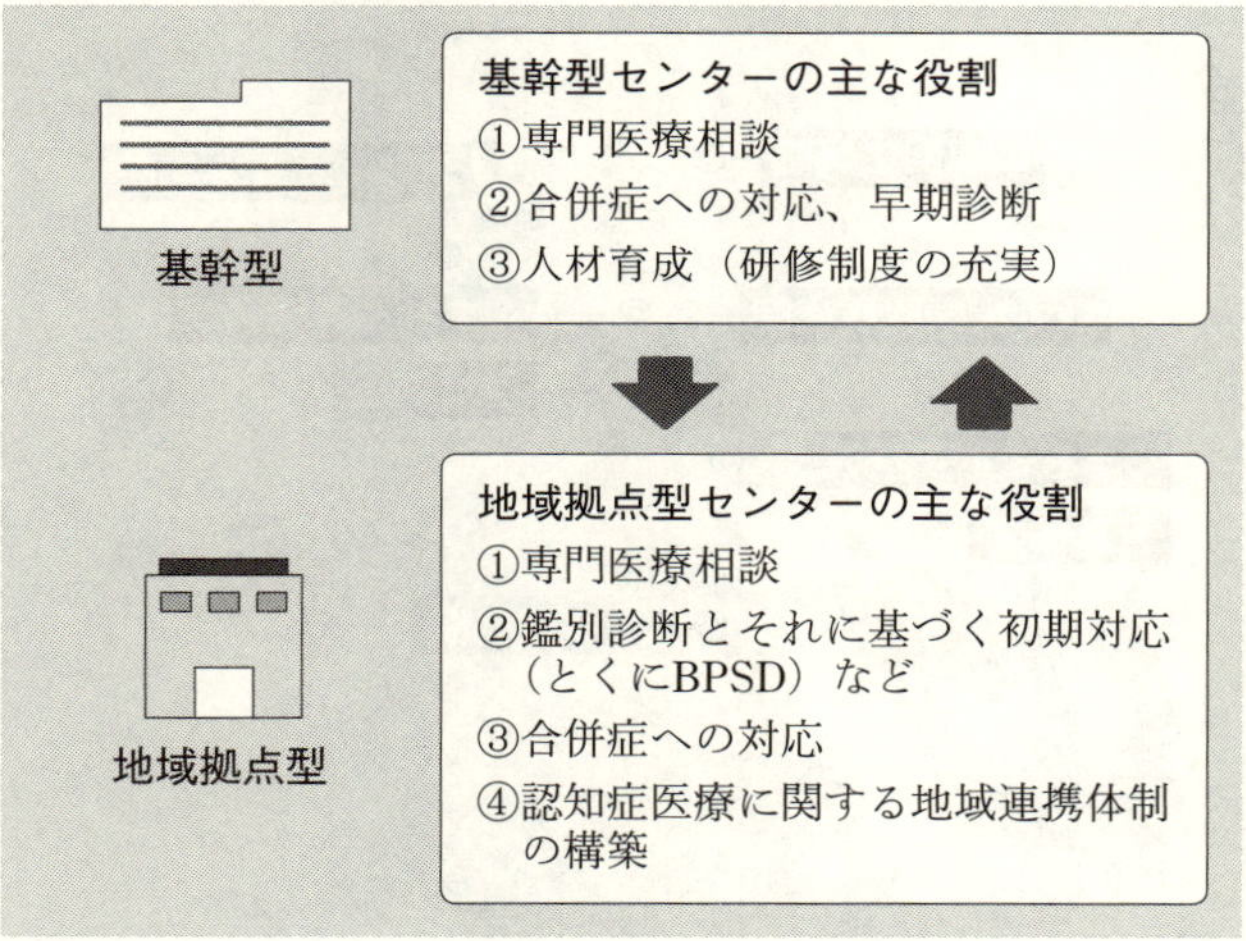

大学病院と精神科病床を有する公的総合病院がこれまで通り対応すれば、大きな問題は生じないと考えられました。

標準的な治療の普及（専門医の人材育成）と啓発活動に関しては、主に大学が担当し、一、二年かけて教育資材の充実をはかることにしました（図37）。そして、半年間におよぶ熊本県の粘り強い交渉で、最終的には厚生労働省から例外的に一ヶ所の基《き》幹《かん》型センター（大学病院）と七ヶ所の地域拠点《きょてん》型センター（民間の精神科病院）の設置が認められましたが、予算は二つのセンター分でという条件付きでした。

熊本県と厚生労働省との交渉に並行し

図38　熊本県認知症疾患医療センター設置病院一覧

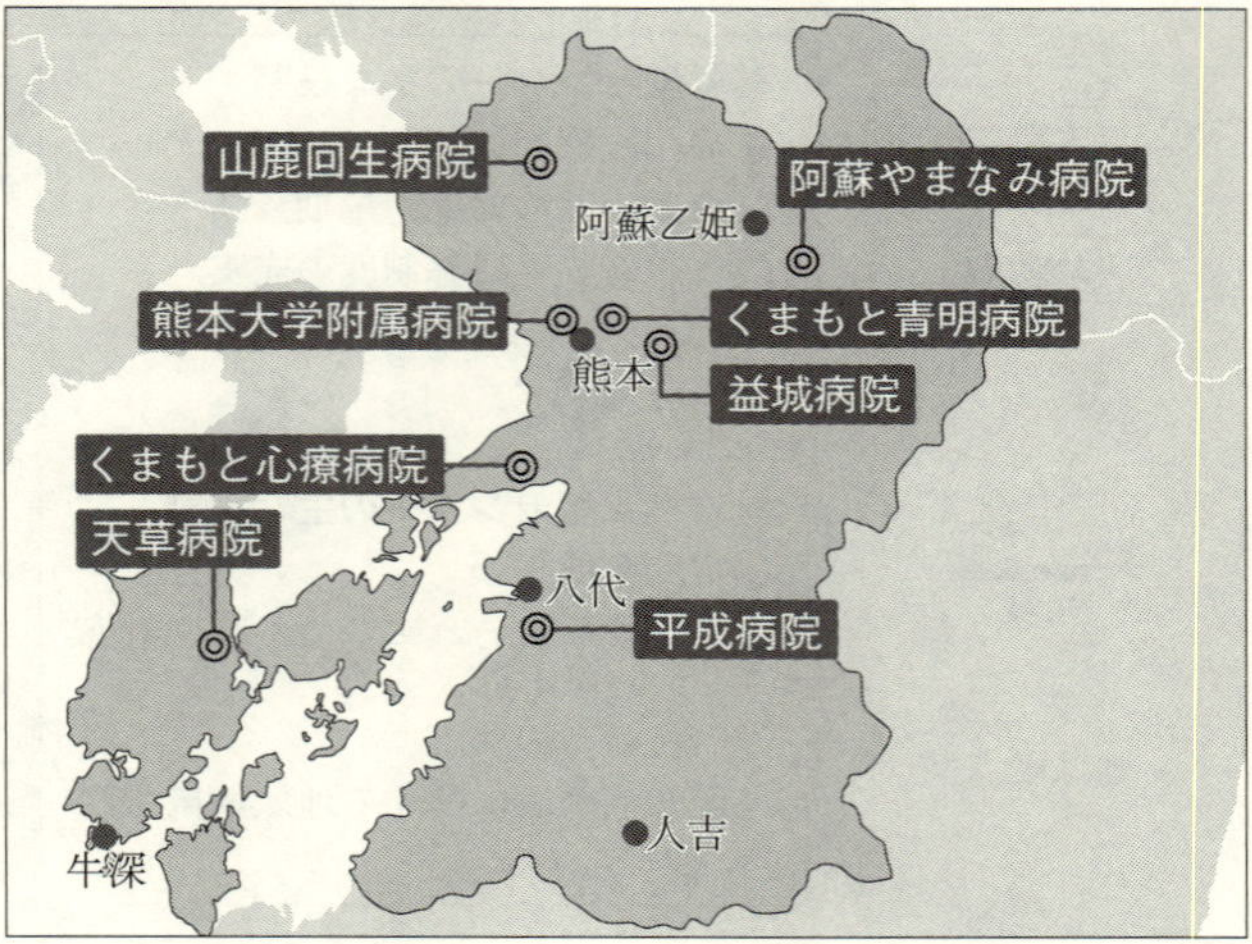

て、私はあらゆる機会を利用して、地域に密着した複数のセンターが連携して認知症医療にあたる意義、センターが設置された病院では人材育成もできる効果を説明してまわった結果、熊本県精神科病院協会から賛同と全面的な支援を約束していただき、また熊本県医師会からも協力が得られることになりました。そして精神科病院協会の好意で、唯一、全体を統括しこのセンター業務に専念する連携担当者（支援コーディネーター）を置くことになる大学病院（基幹型センター）に一ヶ所分の予算を分配し、残り一ヶ所分を七つの地域拠点型センターに当てることになりました（各センターの予算は

約八〇万円)。

二〇〇九年の春にはこのような条件で、県が精神科病院協会を通じて各病院に地域拠点型センター設置の意向調査を行なうことになりましたが、設置を希望する精神科病院があらわれるかどうか、結果が出るまで不安でした。しかし、一九もの精神科病院から指定を受けたいという意向が示されたのです。その中から、地域性、CTなどの設置基準を満たす七つの精神科病院に地域拠点型センターが配置されることになりました(図38)。

どの部位よりもわかっていることが少ない脳の病気

熊本大学医学部附属病院神経精神科に設置された基幹型センターの最大の役割は、八つのセンターの人材育成と啓発活動です。大学の担当スタッフも若手の精神科医が主体であり、また各地域拠点型センターもすでに私が赴任してから上記のようなセンター機能とほぼ同様の活動をしてきたところもありましたが、当然、今回はじめてセンター事業に取り組むところがあったので、まず人材育成が急務となりました。そこで三年計画で、各センターの担当医師と連携担当者ならびに数名のスタッフの参加を義務づけ、ほ

図39　熊本県認知症疾患医療センター事例検討会の様子

第２回事例検討会

期　日：2009年９月19日（土）
場　所：熊本大学医学部附属病院
参加者：熊本県認知症疾患医療センター（８ヶ所）
熊本県精神科病院（６ヶ所）
熊本県高齢者支援総室
熊本県警察本部　計45人
内　容：事例検討３例（地域拠点型センターから提案された、前頭側頭葉変性症のケース）
認知症の自動車運転に関する免許制度について（熊本県警）
認知症の自動車運転の実態（基幹型）
実務者意見交換会

ぼ月に一度のペースで土曜日の午後四時間ほどを使って、一ヶ月間に経験した事例の中で対応がもっとも難しかったケースの検討と認知症に関する基本的な研修を行なうことにしました（図39）。

読者のみなさんは、認知症の専門医の育成になぜこのような時間と手間が必要なのか不思議に思われるかもしれません。実際に、行政関係者や医師仲間からさえも同じような疑問をぶつけられることがあります。そのような時には、私はかならず「あなたのお父さんに肺がんが見つかったとします。あなたは、その手術を数時間研修を受けただけの外科医に任せますか？」と問い返すようにしています。「肺がんの専門家は、一般外科のトレーニングを終えてから、手術前後の管理、化学療法（抗がん剤による治療）、放射線療法、そしてさまざまな手術の手技を何年もかけて習得しているのです。認知症は、肺よりもわかっていることが少ない脳の病気ですから、少なくとも同じくらいのトレーニングと経験が必要なのではないでしょうか」と説明すると納得してもらえるようです。

高度な医療と人材育成を担う基幹型センター

診療面では専門外来を充実させ、とくに家族支援や就労先との交渉、遺伝相談などさまざまな技術と時間を必要とする若年性認知症をはじめとして、神経内科との共同診療、最新の画像検査、複雑な認知機能検査が必要となるＭＣＩ、レビー小体型認知症、前頭側頭葉変性症などの診断や治療を基幹型センターが重点的に担当することにしました。

人材派遣の面では、二〇一〇年度から四ヶ所の地域拠点型センターに専門医を派遣し、週一回の専門外来やスタッフの育成にもたずさわっています。今後二年以内にすべての地域拠点型センターに人材を派遣することが目標です。

専門性の高い医療を担う地域拠点型センター

七つの民間精神科病院に設置された地域拠点型センターの役割の中心は、鑑別診断、治療計画の策定、身体合併症のマネージメント、地域の医療や介護との連携です。つまり、専門性の高い認知症医療全般を担うことになります。

図40はセンターが設置される直前に、すでに大学から専門医を派遣し活動を開始していた精神科病院の専門外来で、初診患者連続一〇〇例に対して実施した三ヶ月間の医療行為のまとめです。いかに多岐にわたる対応を求められるかがわかると思います。九〇%の方になんらかのBPSD（多くは複数）が出現していましたが（47ページ、図10参照）、精神科病院の認知症治療につきまといがちな「即入院、そして抗精神病薬の使用」というイメージに反して、薬の投与が多いわけではありません。また、認知症の専門病棟への入院もごく一部です。一方、MCIなどの早期診断のための大学病院への紹介や、身体合併症や脳外科的手術の必要な認知症治療のために他科への紹介を行なうのも地域拠点型センターの仕事であることが明らかです。

介護との連携については、二〇一〇年度から新たな予算措置により、各地域拠点型センターに（各センターの業務に専念できる）連携担当者が配置されました。また、各セン

図40　地域拠点型センターの診療内容

医療的介入の内容	n
環境調整	62
かかりつけ医への診療情報提供	53
せん妄要因となり得る薬剤の整理	27
BPSDへの薬剤調整	23
ドネペジルの調整	19
大学病院への精査紹介	14
身体治療	11
精神科病院入院	6
うつ病治療	3

環境調整 →

デイサービスの導入・増量	27例
服薬管理の徹底	18例
家族による昼夜逆転の是正指導	13例
火の元管理指導	8例
ヘルパー派遣	5例
断酒指導	3例
入所の検討	3例
自動車運転中止の説得	2例
財産管理対策	1例

BPSDへの薬剤調整 →

抗精神病薬の新規投与	11例
SSRIの投与	3例
抑肝散の投与	2例
睡眠薬の投与	1例
脳循環代謝改善薬の投与	1例
抗精神病薬の変更・増量	4例

ドネペジルの調整 →

ドネペジルの投与	16例
ドネペジルの増量	2例
ドネペジルの中止	1例

身体治療 →

他科紹介	7例
パーキンソン病治療	1例
補聴器の導入	1例
甲状腺ホルモン補充	1例
ビタミン補充	2例

他科紹介 7例 ＝

脳神経外科	2例
内科	2例
循環器科	2例
整形外科	1例

くまもと心療病院の認知症専門外来の初診連続100例から、（認知症を伴わない）せん妄とうつ病を除いた84例に対して、初診３ヶ月以内に行なった介入。介入は複数のこともあり各項目の合計は左上の数値とは一致しない

ターの担当地域に介護の要として位置づけられている認知症対応強化型地域包括支援センター七ヶ所が設置され、そこにも連携担当者が配置されたので、両者の間で密接な医療と介護の連携が展開されることになります。

医療相談については、疾患センターに電話相談が集中することを避けるため、県の発案で「認知症の人と家族の会　熊本県支部」にコールセンター（愛称、ほっとコール）の業務が委託され、熊本市の中心部にオフィスを借りて休日も相談を受け付けています。コールセンターでは、介護相談などについてはそのまま相談を引き受け、介護保険の申請手続きは地域包括支援センターなどにつなぎ、真に医療相談となる事例のみを相談者の地元にある認知症疾患医療センターに紹介するといった相談の内容による振り分け作業も担っています。

信頼に基づいた連携へ

熊本県で展開している独自の認知症疾患医療センターの活動（通称、熊本モデル）の特徴は、一ヶ所の基幹型センター（大学病院）と七ヶ所の地域拠点型センター（精神科病院）の二層構造からなり、これら八つのセンターが一体となって、熊本全県の認知症医療を支援することにあります。

本書の冒頭にも述べたように、日本では今後も高齢化が進み、認知症の患者数も二〇四五年頃まで増え続けることが予想されています。しかし国や地方自治体の財政はきわめて厳しい状況にあります。そこで、既存の資源をフルに活用し、知恵を絞って生まれたのがこの熊本モデルです。したがって、地域によっては、総合病院がネットワークをつくって精神科病院が後方支援をする形でもよいと思いますし、精神科医と神経内科医が一緒になってネットワークをつくる方法もあると思います。

「コンクリートから人へ」と言うだけなら容易《たやす》いことですが、人材の育成は時間もお金もかかる大変な作業です。医療や福祉の分野だけでなく、目に見えにくい人材育成ということに手厚い社会になることが必要ではないかと感じています。たしかに一人の専門医を育てることは大変なことですが、今度はその人が多くの専門医や専門のスタッフを育てることになるわけですから、社会にとってはかけがえのない財産になるはずです。

人材育成という点からも、私は熊本モデルに期待しています。地域拠点型のセンターには、地域のかかりつけ医や介護スタッフがさまざまな工夫を凝らしても対応が難しい方が紹介されてくるのですから、認知症医療に関わるあらゆる課題を凝縮《ぎょうしゅく》して経験することができます。若手の医師にとっては、大学病院よりも多くのことを学ぶことができるチャンスになると思います。

医療や福祉の分野では、地域連携というキーワードが重視されるようになって久しいのですが、今なお上手くいっているところは少ないようです。たしかにシステムとしての周到な準備は必要ですが、そのシステムに乗って患者さんが行ったり来たりするようになってはじめて血の通った連携が生まれます。例えば、熊本モデルにしても、熊本県の地図の上に八つのセンターを配置して線で結んでみたところで何も生まれません。困難な事例に一体となって取り組んではじめて有機的な連携が可能になるのです。その意味でも、事例の検討を重ねて八つのセンターが経験を共有していくことが重要になると考えています。また、地域拠点型センターと地域の医療機関や介護施設との連携も同じです。

例えば、地元のかかりつけ医からBPSDの治療を目的に紹介されてきた患者さんを、私が認知症に合併したせん妄と診断し、家族に対しては、せん妄のメカニズムを説明し昼夜のリズムを整えるように指導するとともに、かかりつけ医に対しては、せん妄の原因となっている可能性がある排尿障害の薬の変更を依頼したとします。その結果、家族は説明に十分納得し、薬が変更されてせん妄が消失すれば、同じような患者さんを経験した際に、その先生は私にまた紹介することになるでしょう。そして同じような事例が数回続けば、そのかかりつけ医は軽いせん妄ならば専門医に紹介することなく自分で対応するようになります。

介護との連携も同じです。例えば、グループホームに入所中の患者さんが激しい物盗られ妄想と興奮を呈したために受診してきた場合、私はアルツハイマー病に伴う物盗られ妄想と診断し、同伴してきたスタッフに、攻撃の対象になっている同室者の部屋替えをするなど当事者たちの接触時間を物理的に減らしてみるようにアドバイスします。ところが、一ヶ月後の予約日を待たずに再び受診があり、私の言う通りに工夫してみたが、狭いグループホームの中では限界があり妄想も攻撃も収まらないとスタッフは疲れ果てています。そこで、まず患者さんの身体の状態を確認してから、家族も交えて非定型の抗精神病薬をごく少量投与することを提案します。もちろん、可能性のあるリスクの説明も忘れません。そして、ようやく物盗られ妄想が対応可能な程度に減少すると、次の受診は予約日通りになり、患者さんにも落ち着きがみられスタッフにも笑顔が戻ってきます。このような経験を積み重ねていくことでしか、信頼感に基づく本当の意味での連携は生まれてこないのだと思います。

厚生労働省は、二〇一〇年度から熊本モデルのような二層構造の認知症疾患医療センターを正式に許可することになりました。今後、全国各地で、それぞれの地域の特性に合った医療センターが認知症医療の中心として発展していくことが期待されています。

おわりに

なにがきっかけで認知症の研究を始めるようになったのか自分でも定かではありませんが、本書でも紹介したピック病（前頭側頭型認知症や意味性認知症）の特徴的な症状をもとにしたケアの方法を、大学院時代に取り組むようになったことの影響が大きいように思います。

私の師匠である今は亡き田邉敬貴先生は、ピック病の世界的な権威でしたので、大阪大学の専門外来には多くのピック病の患者さんが通院しておられました。しかし数年後に、本書でも紹介した激しい精神症状や行動障害があらわれると、在宅での生活が困難になり、精神科病院に入院せざるを得なくなりました。当時は認知症の専門病棟すらない時代ですから無理もない面もありますが、行動障害に対して抗精神病薬が大量に処方され、短期間のうちに寝たきりなってしまったと家族が泣きながら報告に来られることもありました。そこで、今から考えると大胆なことだったと思いますが、私が週に一回当直に出向いていた隣県の精神科病院の院長先生にお願いして、家庭での介護が難しくなったピック病の患者さんたちを大阪からお連れして、一般の老人病棟で、なるべく薬を使うことなくケアする試みを、作業療法士や臨床心理士、看護師の仲間たちと始めました。世界的にみてもピック病の科学的なケアについての研究はほとんどありませんでしたが、田邉先生から教えられたように、一人一人の患者さんの症状を徹底的に観察し把握することにより、本書でも紹介したような治療やケアの手がかりを得ることがある程度はできるようになりました。

大学院を修了後、ただちに東京都精神医学総合研究所に国内留学し、わずか一年の間でしたが、本書にも貴重な顕微鏡写真を提供してくださった池田研二先生（現、香川大学）のもとで、亡くなった患者さんの脳の標本を勉強する機会に恵まれました。そこでは病気によって脳に起こっている変化や冒される場所が異なることを改めて知り、認知症の原因となる病気がきちんと診断できていなければ、根本的な治療薬だけでなく科学的なケアの方法さえも見つけることはできないのではないか、という思いを強くしました。続く二年半の間、兵庫県立高齢者脳機能研究センター（現、兵庫県立姫路循環器病センター）で認知症の診療と研究に専念することになりました。そこでは、神経内科医である森悦朗先生（現、東北大学教授）や同僚たちから、多数の患者さんのデータをグループとして客観的に解析する手法を徹底的に教わりました。多様性に富む患者さんの症状から、病気に特徴的な症状や所見を抽出し、標準的な治療法を開発していく方法です。田邉先生に習った方法が職人の技であるとすると、ここでは医師なら誰にでもできる標準的な診断法と治療法の開発を志していたと言えるかもしれません。もちろん、このような手法は、個別性や個々の症状を重視する立場と、けっして相反するものではありません。標準的な治療法の開発に必要な多数の患者さんのデータベースも、個々の症状把握の積み重ねから構築されているのであり、個々の症状把握が甘ければ必然的にそのデータベースの質は低下し、新しい治療法など生まれるはずがありません。

その後、私は田邉先生の教授就任に伴い愛媛大学に異動することになりました。そして、現在の熊本大学に赴任するまで一〇年間にわたって、本書でも紹介した中山町での認知症の調査とケアシステムの構築に関わることになりました。当時、保健課長だった松浦千枝子さんからは、認知症の方を地域で支えるとはどういうことなのかを教えられました。病院が主たる職場である医師にとって、患者さんの生活の場を知ることは、治療を考える上でも極めて重要です。私はその頃から、臨床医に必要な能力の一つとして、患者さんや家族が診察場面で見せるちょっとした言動から、その生活の場や、病気による生活上の困難が想像できることをあげるようになりました。とくに、認知症の原因となるような慢性に経過する病気の場合には、そのような視点が重要になると思います。当時は私も若く、愛媛の中山間地域や地方都市を飛び回ることができましたので、本書にも紹介した熊本モデルと呼ばれている新しい認知症の医療システムの原型をこの時代に模索することができたのだと思っています。

熊本に赴任して四年目になりますが、これまで患者さんから学んできた多くのことを後輩たちに伝えるべく、熊本モデルという新しいシステムを利用して人材育成を開始しました。今後は、認知症に関わるわれわれ研究者にとって最大の課題である、アルツハイマー病などの根本的治療法の開発にも力を注がなければならないのは当然ですが、認知症の方やその家族が安心して暮らせる社会をつくるための研究にも取り組んでいきたいと思います。

同業者の中では、私は原稿を書くのが遅いことで有名です。本当に申し訳ないことですが、短い原稿ですら締め切りを守れたら同僚に自慢するようなありさまです。したがって、これまでも認知症のさまざまなテーマで本を書くように勧められましたが、迷惑をかけるだけなのでかたくなに断ってきました。しかし、今回は中央公論新社の松本佳代子氏の情熱と優しさ、忍耐のおかげで、ほぼ予定通りに本書を書き上げることができました。心から御礼申し上げます。

二〇一〇年六月

池田　学

図表製作　市川真樹子

池田学（いけだ・まなぶ）

1960（昭和35）年，岡山県に生まれる．84年，東京大学理学部卒業．88年，大阪大学医学部卒業．研修の後，93年同大学大学院医学研究科（精神医学）にて博士号取得．東京都精神医学総合研究所への国内留学，兵庫県立高齢者脳機能研究センターなどの勤務を経て，96年愛媛大学医学部精神科神経科助手．2000年よりケンブリッジ大学神経科に留学．02年愛媛大学医学部神経精神医学講座助教授．07年より熊本大学大学院生命科学研究部脳機能病態学分野（神経精神科）教授．専門は老年精神医学，神経心理学．

著書『認知症——臨床の最前線』（編著，医歯薬出版，2012年）
『専門医のための精神科臨床リュミエール12　前頭側頭型認知症の臨床』（編著，中山書店，2010年）
『レビー小体型認知症の臨床』（共著，医学書院，2010年）
『日常診療に必要な認知症症候学』（編著，新興医学出版社，2014年）
"Fronto temporal dementia" in *Therapeutic strategies in dementia*, Clinical Publishing, Oxford, 2007.

認知症《にんちしょう》　2010年6月25日初版
中公新書 *2061*　2014年12月20日10版

著　者　池田　学
発行者　大橋善光

本文印刷　三晃印刷
カバー印刷　大熊整美堂
製　本　小泉製本

発行所　中央公論新社
〒104-8320
東京都中央区京橋 2-8-7
電話　販売 03-3563-1431
　　　編集 03-3563-3668
URL http://www.chuko.co.jp/

Published by CHUOKORON-SHINSHA, INC.
Printed in Japan　ISBN978-4-12-102061-1 C1247

中公新書刊行のことば

いまからちょうど五世紀まえ、グーテンベルクが近代印刷術を発明したとき、書物の大量生産は潜在的可能性を獲得し、いまからちょうど一世紀まえ、世界のおもな文明国で義務教育制度が採用されたとき、書物の大量需要の潜在性が形成された。この二つの潜在性がはげしく現実化したのが現代である。

いまや、書物によって視野を拡大し、変りゆく世界に豊かに対応しようとする強い要求を私たちは抑えることができない。この要求にこたえる義務を、今日の書物は背負っている。だが、その義務は、たんに専門的知識の通俗化をはかることによって果たされるものでもなく、通俗的好奇心にうったえて、いたずらに発行部数の巨大さを誇ることによって果たされるものでもない。現代を真摯に生きようとする読者に、真に知るに価いする知識だけを選びだして提供すること、これが中公新書の最大の目標である。

私たちは、知識として錯覚しているものによってしばしば動かされ、裏切られる。私たちは、作為によってあたえられた知識のうえに生きることがあまりに多く、ゆるぎない事実を通して思索することがあまりにすくない。中公新書が、その一貫した特色として自らに課すものは、この事実のみの持つ無条件の説得力を発揮させることである。現代にあらたな意味を投げかけるべく待機している過去の歴史的事実もまた、中公新書によって数多く発掘されるであろう。

中公新書は、現代を自らの眼で見つめようとする、逞しい知的な読者の活力となることを欲している。

一九六二年一一月

心理・精神医学

c1

2125 心理学とは何なのか 永田良昭
481 無意識の構造 河合隼雄
557 対象喪失 小此木啓吾
2061 認知症 池田学
1749 精神科医になる 熊木徹夫
515 少年期の心 山中康裕
346 続・心療内科 池見酉次郎
1659 心の起源 木下清一郎
1324 サブリミナル・マインド 下條信輔
2202 言語の社会心理学 岡本真一郎
1859 事故と心理 吉田信彌
1847 証言の心理学 高木光太郎
666 犯罪心理学入門 福島章
565 死刑囚の記録 加賀乙彦
1169 色彩心理学入門 大山正
318 知的好奇心 波多野誼余夫・稲垣佳世子
599 無気力の心理学 波多野誼余夫・稲垣佳世子
907 人はいかに学ぶか 稲垣佳世子・波多野誼余夫
2238 人はなぜ集団になると怠けるのか 釘原直樹
1345 考えることの科学 市川伸一
757 問題解決の心理学 安西祐一郎

中公新書

医学・医療

q1

39 医学の歴史 小川鼎三
1618 タンパク質の生命科学 池内俊彦
1523 血栓の話 青木延雄
2077 胃の病気とピロリ菌 浅香正博
2214 腎臓のはなし 坂井建雄
1467 皮膚の医学 田上八朗
2022 放射線医療 大西正夫
1877 感染症 井上栄
2078 寄生虫病の話 小島荘明
781 毒の話 山崎幹夫
1048 薬の話 山崎幹夫
2250 睡眠のはなし 内山真
2154 月経のはなし 武谷雄二
1898 健康・老化・寿命 黒木登志夫
1290 がん遺伝子の発見 黒木登志夫

1973 小児がん 細谷亮太 真部淳
691 胎児の世界 三木成夫
1314 日本の医療 J・C・キャンベル 池上直己
1851 入門 医療経済学 真野俊樹
2177 入門 医療政策 真野俊樹
958 インフォームド・コンセント 水野肇
1518 老いはこうしてつくられる 正高信男
2142 超高齢者医療の現場から 後藤文夫

環境・福祉

r1

348 水と緑と土（改版） 富山和子
1156 日本の米—環境と文化はかく作られた 富山和子
1752 自然再生 鷲谷いづみ
1906 海ゴミ—拡大する地球環境汚染 小島あずさ 眞淳平
2120 気候変動とエネルギー問題 深井有
1648 入門 環境経済学 日引聡 有村俊秀
2115 グリーン・エコノミー 吉田文和
1743 循環型社会 吉田文和
1646 人口減少社会の設計 松谷明彦 藤正巖
1498 痴呆性高齢者ケア 小宮英美
1756 高齢者虐待 小林篤子

中公新書

自然・生物

s1

389 自然観察入門　日浦　勇
2198 自然を捉えなおす　江崎保男
1923 生態系ってなに？　江崎保男
503 生命を捉えなおす（増補版）　清水　博
1097 生命世界の非対称性　黒田玲子
1925 酸素のはなし　三村芳和
1972 心の脳科学　坂井克之
1647 言語の脳科学　酒井邦嘉
2063 物語 上野動物園の歴史　小宮輝之
1855 戦う動物園　小菅正夫・岩野俊郎著　島　泰三編
1709 親指はなぜ太いのか　島　泰三
1087 ゾウの時間 ネズミの時間　本川達雄
1953 サンゴとサンゴ礁のはなし　本川達雄
1298 ミミズのいる地球　中村方子
877 カラスはどれほど賢いか　唐沢孝一
1860 昆虫―驚異の微小脳　水波　誠
1238 日本の樹木　辻井達一
1870 カラー版 ドリアン―果物の王　塚谷裕一
2259 カラー版 スキマの植物図鑑　塚谷裕一
1654 カラー版 極限に生きる植物　増沢武弘
1706 ふしぎの植物学　田中　修
1890 雑草のはなし　田中　修
1985 都会の花と木　田中　修
2174 植物はすごい　田中　修
1769 苔の話　秋山弘之
939 発酵　小泉武夫
1978 マグマの地球科学　鎌田浩毅
1922 地震の日本史（増補版）　寒川　旭
1961 地震と防災　武村雅之
2081 石と人間の歴史　蟹澤聰史